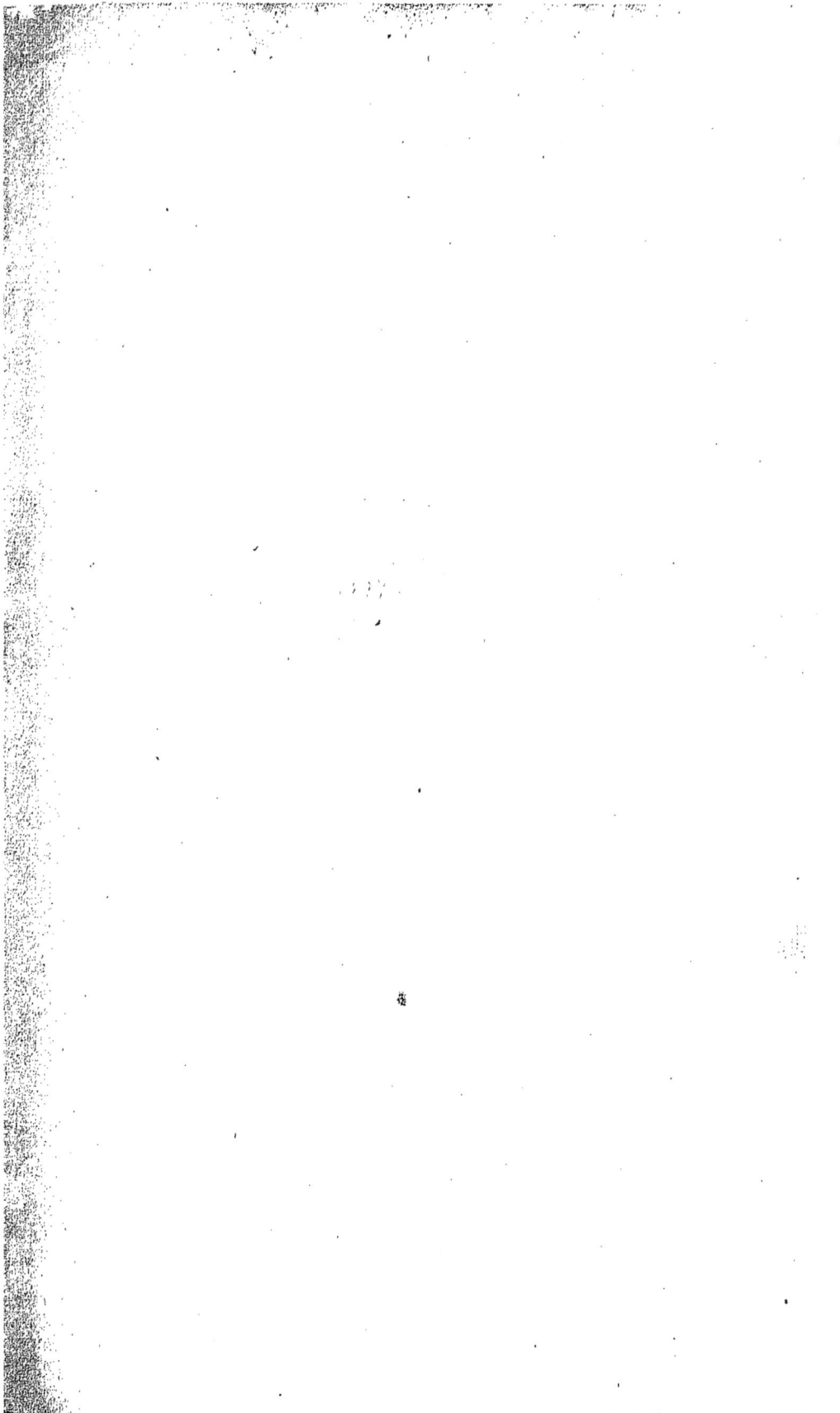

Tebbo

COMPTE-RENDU

DU SERVICE MÉDICAL

Et des Observations faites au Grand Hôtel-Dieu de Lyon,
Depuis le 1er octobre 1823 jusqu'au 31 décembre 1833.

Par

J.-A.-F. OZANAM,

DOCTEUR EN MÉDECINE, DOYEN DES MÉDECINS
DE CET HOSPICE,
CHEVALIER DE L'ORDRE IMPÉRIAL DE LA COURONNE DE FER
DU ROYAUME D'ITALIE,
MEMBRE ET ASSOCIÉ, CORRESPONDANT DES SOCIÉTÉS DE MÉDECINE
DE LYON, MONTPELLIER, BRUXELLES,
IÉNA, PALERME, ETC.,

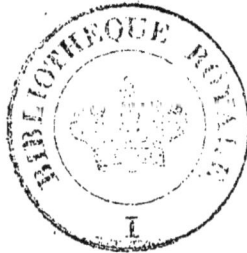

LYON. — 1834.

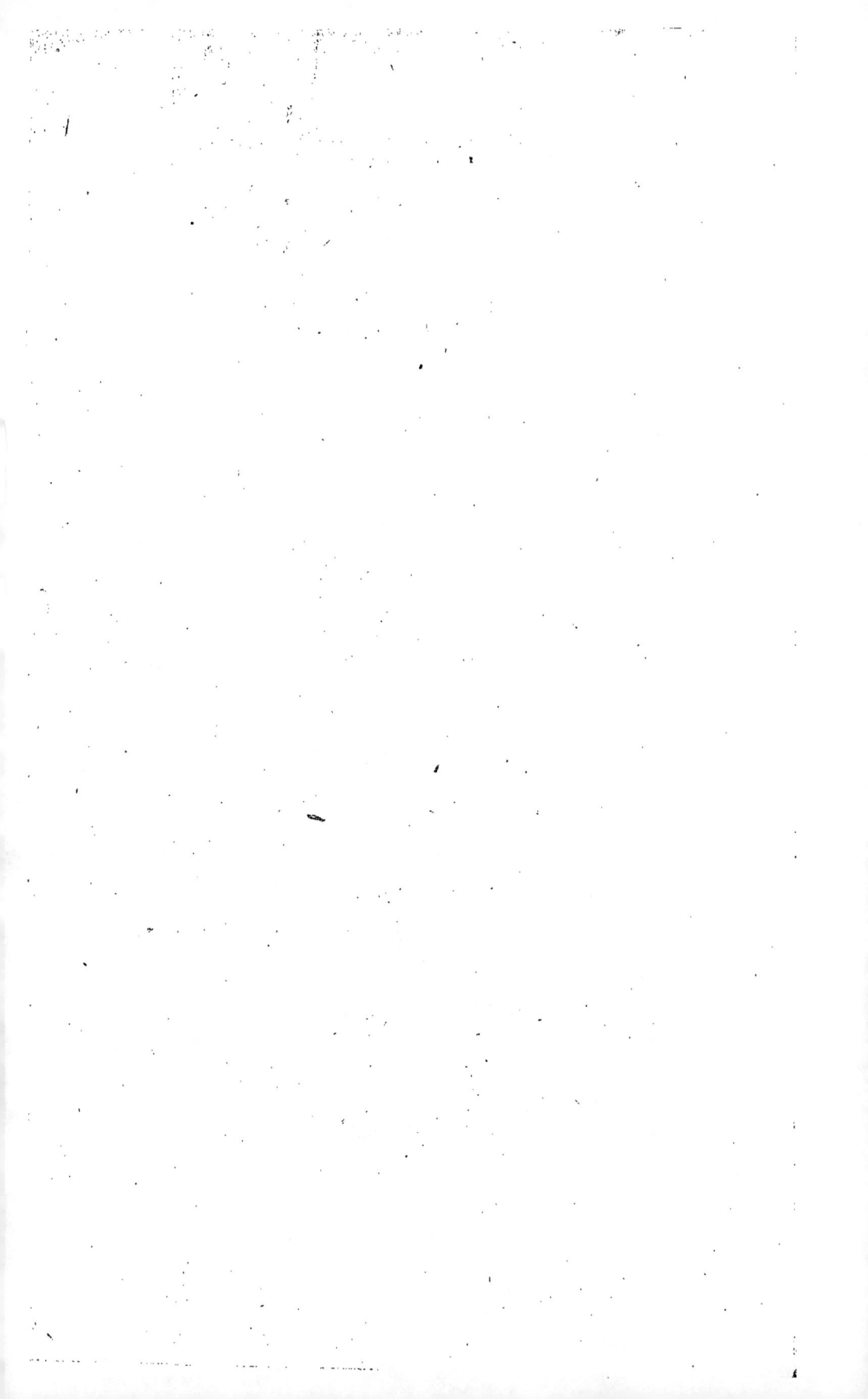

COMPTE-RENDU.

Les réglemens du grand Hôtel-Dieu de Lyon m'imposent le devoir de rendre compte des observations les plus intéressantes que j'ai recueillies durant mon exercice décennal : je vais y satisfaire en faisant un choix sur le nombre de 315 que j'ai enregistrées dans mes journaux cliniques.

Toutes les sciences vivent de faits, a dit Zimmermann : elles vivent aussi d'expériences. La médecine principalement ne devrait reposer que sur ces deux bases ; mais il faudrait observer les faits d'un œil vraiment philosophique, abstraction faite de tout système; alors, il en jaillirait des vérités aphoristiques, comme le fit le Père de la médecine, il y a trois mille ans.

Une science est rarement supérieure à un talent ordinaire, lorsque, pour l'acquérir, il suffit de savoir diriger ses sens sur chaque objet en particulier, et quand cet objet dépend d'un principe simple.

A cet égard, l'étude de la médecine et celle de la chirurgie sont bien différentes, quoique ces deux sciences soient limitrophes. La chirurgie est à la médecine, ce que la géométrie est à la physique transcendante : la première, est la science des sur-

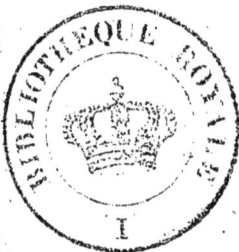

I

faces ; la seconde, embrasse tous les phénomènes de la nature.

Je ne citerai donc dans mon travail que des faits que j'accompagnerai par fois des observations qu'ils m'ont suggérées. Je déclare que je n'ai suivi aucun système. Je professe, comme Klein, une médecine libérale. Je ne tiens ni pour les anciennes doctrines ni pour les modernes, mais, je suis les unes et les autres, lorsquelles proclament des vérités. Il faut agir dans notre science *non ex alienâ opinione sed sano judicio*, comme le recommande Bacon.

Je n'ai adopté aucun ordre nosographique, mais je décrirai les maladies suivant la division anatomique des régions du corps humain, en commençant par celles de la tête et en passant successivement aux organes thorachiques et abdominaux. Je parlerai ensuite de celles des systèmes nerveux, musculaire et dermique.

La seconde partie contiendra les essais que j'ai faits de divers agens thérapeutiques.

La troisième présentera quelques recherches anatomiques auxquelles je me suis livré.

Je terminerai par des considérations sur l'état actuel de nos deux hôpitaux civils. Je dirai les vices, les abus et les désordres qui y règnent, et j'indiquerai quelques moyens d'y remédier.

J'ai traité, durant mes dix années d'exercice :

Hommes fiévreux . . .	6,777	Tot., 17,660 malad.
Femmes fiévreuses. .	10,883	

La mortalité ne s'est élevée, généralement, qu'à un sur treize pour les hommes, et à une sur huit chez les femmes. Je n'ai pas perdu 4 p. 0⁄0 sur les maladies aiguës.

J'ai remarqué que la mortalité de l'Hôtel-Dieu va toujours croissant. Elle s'est élevée cette année dernière à 15 1⁄4 par 100; car, sur 13,997 malades, il en est mort 2,139.

Cela n'est pas étonnant, parce qu'on y envoie tous les malades chroniques abandonnés par les bureaux de bienfaisauce et les dispensaires, et ceux du dépôt de mendicité. On y envoie, en outre, un grand nombre d'incurables des hôpitaux de Saint-Etienne, de Villefranche, de Vienne, de Bourgoin, de Montluel, etc., qui viennent mourir à l'Hôtel-Dieu de Lyon.

§ Ier.

MALADIES DE LA TÊTE.

ENCÉPHALITE.

Cette maladie est beaucoup plus commune chez les filles de 15 à 22 ans que chez les garçons. Je ne regarde point l'hydrocéphale aigu et chronique comme une maladie particulière; mais bien comme une conséquence de l'inflammation des méninges ou membranes du cerveau, ou du cerveau lui-même. J'en excepte l'hydrocéphale congénial, que les enfans apportent en naissant : c'est une *colluvies serosa*, déjà remarquée par Charles Lepoix, dès le XVIme siècle.

Antoinette Bine, âgée de 30 ans, domestique,

d'une constitution très-robuste, se plaignait, depuis un mois, de mal de tête continuel. Le 29 novembre 1823, elle se met au lit; on lui applique de la moutarde aux jambes, elle perd connaissance; le lendemain, on l'apporte à l'Hôtel-Dieu : délire, rougeur de la face, l'œil gauche légèrement comprimé. Le droit protubérant avec injection des vaisseaux de la cornée. Saignée généreuse, synapismes aux extrémités inférieures, limonade, glace sur la tête, lavement antispasmodique.

Le lendemain, même état; les règles ont un peu paru, 20 sangsues aux cuisses; 10 grains de calomélas, lavement avec l'assa-fœtida, potasse caustique à la nuque, glace sur le synciput : aucun amendement. Quatrième jour, somnolence, amaurose, la langue est belle, le ventre souple, larges vésicatoires aux cuisses, boisson nitrée, lavemens, glace continuée; mort le cinquième jour, avant le lever du soleil.

Autopsie.

Au premier coup de scalpel, pour ouvrir la peau du crâne vers le temporal gauche, il s'en échappe au moins une once de pus qui a dénudé l'os de son périoste, et fusé jusques sous l'arc zigomatique.

Le crâne, ouvert avec précaution, présente la dure-mère fortement injectée, le pariétal détaché de sa suture avec le temporal du côté gauche. Le pus s'est épanché par cette ouverture, entre l'os et la dure-mère.

Le lobe gauche du cerveau entièrement réduit en une fonte de pus, formant un dépôt, contenant au moins deux tasses de cette matière. Le lobe droit et le cervelet sains, le ventricule de ce côté, contenant un peu de sérosité, les viscères pectoraux et abdominaux intacts et sains. La protubérance du globe de l'œil est le signe d'un épanchement cérébral qui est presque toujours mortel; sa rétraction est le signe d'une violente irritation des nerfs optiques.

ENCÉPHALITE CHRONIQUE.

Jeoffroy, âgé de 27 ans, commis-libraire, tempérament lymphatique, constitution délicate, maigre, se plaignait, depuis long-temps, de violens maux tête; il entra le 13 novembre 1822 à l'hôpital.

Depuis onze mois ces douleurs se faisaient sentir principalement à la région pariétale gauche; un mois après, des accès épileptiformes, se manifestèrent, il en eut six jusqu'à son entrée à l'hôpital, avec chute, perte de sentiment, et mouvemens convulsifs : il était assoupi et son regard était hébété. On lui donna quelques boissons douces, des calmans et des antispasmodiques; il fut dès-lors plus tranquille et n'éprouva aucune attaque jusqu'à sa sortie, 26 novembre; mais le 11 décembre suivant, il fut ramené à l'Hôtel-Dieu dans un état d'apoplexie auquel se joignaient des crises épileptiques tous les quarts d'heure, avec des mouvemens convulsifs de tout le corps, semi-flexion des membres, écume à la bouche, œil fixe, sueur froide à la face, qui était pâle; chaleur brûlante de la peau,. pouls accéléré; on remarqua, à la tempe gauche, une pulsation très-vive de l'artère temporale, avec une légère tumeur à cette partie, ce qui fit soupçonner un anévrisme de cette artère.

Cette tumeur était peu saillante, légèrement œdémateuse à sa circonférence, jusqu'aux paupières; les battemens étaient expansifs et isochrones avec ceux du pouls : ils cessaient entièrement par la compression de l'artère carotide; cette compression paraissait soulager le malade, il ouvrait alors les yeux. La tumeur était fluctuante, sans changement de couleur à la peau, circonscrite par un rebord dur et osseux; elle paraissait soulever la portion mince du muscle temporal; la compression de l'artère faciale ou temporale n'arrêtait pas ses pulsations. Le malade n'avalait qu'avec peine quelques calmans; il mourut subitement, le 15 décembre.

Nécropsie.

La tumeur s'était affaissée; le cerveau enflammé etait rosé, très-injecté de sang, soit dans son parenchyme d'où suintaient des gouttelettes de ce fluide en le coupant par tranches; soit dans la piemère et l'arachnoïde sur lesquels se dessinaient les réseaux vasculaires très-distendus.

Il existait une érosion dans l'épaisseur de l'os pariétal gauche, circulaire, du diamètre d'un centime. Un tubercule cérébral dur et squirrheux, blanc opaque, de la grosseur d'une noix, soulevant la dure-mère, s'était logé dans ce trou de l'os dont le périoste externe était intact : il faisait hernie à travers l'os, qui avait en outre une érosion verticale de deux pouces de long sur six lignes de large au dessus de la première.

Toute la partie du cerveau correspondant à la fosse temporale était ramollie, œdémateuse, de couleur gris-cendré, dans laquelle se trouvaient six tubercules squirrheux de la grosseur d'une amande, très-durs, avec un ichor jaunâtre au centre. C'est le premier tubercule qui, engagé dans le forum fait à l'os temporal et suivant les pulsations du cerveau, nous en avait imposé sur l'existence d'un anévrisme.

Cette tumeur ne s'était manifestée que depuis trois mois ; une pression modérée sur cette partie ne causait aucune douleur.

ENCÉPHALITE ET PÉRIPNEUMONIE CONSÉCUTIVE.

Louis Scolari, de Saint-Genis en Savoie, sellier, âgé de 34 ans, robuste, étant attaqué et poursuivi par des voleurs, le 14 janvier 1823, se réfugie dans une allée et tombe dans un puits : il avait chaud, et il était en sueur par la course qu'il avait faite. Il ne fut retiré qu'au bout d'une demi-heure et on le saigna ; le 16, il fut apporté à l'Hôtel-Dieu, ayant une fièvre ardente et un délire furieux, les yeux brillans, les conjonctives très-injectées ; saignée de

vingt onces, limonade, potion calmante. 17, même
état, le visage rouge, difficulté de respirer avec
sentiment de strangulation, trente sangsues à la
gorge, sinapismes aux extrémités inférieures. 18,
le délire a disparu; même boisson. La nuit du 18
au 19, toux très-vive, expectoration sanguinolente,
pouls dur. Troisième saignée d'une livre, décoction d'orge, oxymel et deux grains de tartre-stibié;
le soir, un looch avec demi-once de sirop d'ipécacuanha. Le 20, crachats muqueux et abondans,
fièvre modérée; le 21, l'expectoration presque
nulle et la toux vive : mêmes remèdes et large vésicatoire au bras. Le 22, une douleur rhumatis-
male musculaire, très-vive, se manifeste au bras
qui n'a pas le vésicatoire : il y a de l'enflure; cataplasme émollient; expectoration difficile : trois
grains de tartre-stibié; le soir, looch avec six grains
de kermès. Le 23, expectoration facile et abondante, peu de fièvre. Du 24 au 26, progrès vers la
convalescence; le 28, le malade sort.

Il paraît que la péripneumonie, survenue se-
condairement, a enlevé l'enflammation cérébrale
par métastase.

ENCÉPHALITE SQUIRRHEUSE.

François Colomb, âgé de neuf ans, entre dans
ma salle, le 18 décembre 1824, avec douleurs de
tête aiguës, délire, les yeux ouverts et convulsifs,
et les dents serrées. Son père rapporte que l'enfant
souffre des maux de tête depuis deux ans, et que,
depuis quelques mois, il avait des attaques épilep-

tiformes; mort le 26, malgré les saignées, les dérivatifs, les antispasmodiques, etc.

Nécropsie.

Violente injection de la dure-mère, qui est d'un
rouge violet; les vaisseaux cérébraux gorgés de
sang, la moitié du lobe droit du cerveau ramollie,
et la pulpe cérébrale ressemblant à de la lymphe
coagulée avec plusieurs kystes séreux; trois onces
d'épanchement séreux dans les ventricules; au dessus du corps pyriforme, du côté droit; tumeur
squirrheuse, jaune très-dure, de la grosseur d'un
œuf de poule, enfoncée dans la pulpe cérébrale;
la couche corticale du cerveau était jaune et dé-
composée; les autres viscères, sains.

ENCÉPHALITE AIGUE.

Pierrette Odry, de Chambéry, âgée de 22 ans,
ouvrière en soie, fille robuste et bien réglée, tempérament sanguin, est tout-à-coup attaquée d'un
érysipèle facial à la suite d'une longue insolation.
Elle est apportée à l'hospice avec fièvre ardente,
langue sèche, soif, insomnie; saignée de dix-huit
onces au bras, tisane d'orge. Dans la nuit, l'érysipèle
disparaît brusquement; dès-lors, délire furieux;
la malade se lève et court dans les rangs : on lui
met le corset de force. Le troisième jour, même
état; douze sangsues aux tempes, vésicatoire à la
nuque, synapismes aux jambes, même boisson.
Quatrième jour, même état, le ventre est dur et

tendu ; 4 grains de tartre-stibié dans la boisson ,
saignée copieuse de la jugulaire : on tire près de
trois livres de sang. Cinquième jour, la nuit a
été bonne, la malade est plus tranquille : il y a de
la constipation que la tisanne émétisée et le calomélas font disparaître. Un dépôt se manifeste à la
paupière supérieure de l'œil droit, on le fait mû-
rir avec des cataplasmes. Du sixième au quatorzième
jour, apyrexie et grande faiblesse musculaire ; sirop de quina, soupe de riz. Du quinzième au vingt-
neuvième jour, retour des forces et de la santé. le
trentième, sortie.

Il est à observer que la saignée du bras et les sangsues aux tempes n'avaient produit aucun effet ; et
que ce n'a été que la grande évacuation sanguine
par la jugulaire, qui a opéré la résolution de cette
maladie ; le rappel de l'exanthème rétropulsé, par
les dérivatifs, n'avait eu aucun succès.

Le mois de juillet 1827, fut chaud et sec ; j'eus
à traiter sept encéphalites sub-aiguës, sous les nu-
méros 182, 227, 212, 184, 210, 192 et 223. J'employai, sans beaucoup de succès, les évacuations
sanguines, générales et locales ; les vésicatoires sti-
biés placés à la nuque, en eurent un plus décidé.
Je ne perdis aucun de ces malades.

Réflexions.

Jusqu'à présent, la théorie de l'inflammation
des membranes muqueuses a été éclaircie par les
travaux des Borden, des Bichat, des Broussais, et
de beaucoup d'autres médecins illustres, et l'on
traite mieux les maladies qui en sont la suite.

Mais il n'en est pas de même de la phlegmasie des membranes séreuses, il faut quelle s'y comporte autrement que dans les premières, ou que l'inflammation soit d'une autre nature, ou quelle ait une marche différente, car elle résiste souvent au traitement le plus actif. L'anatomie pathologique nous a bien fait connaître les effets de ces phlegmasies, mais non les lésions vitales qui en sont les causes primitives ou essentielles.

Lorsque, dans l'encéphalite, les membranes séreuses du cerveau se trouvent compromises, il faut se hâter d'opérer une prompte dérivation par la saignée de la jugulaire et même du pied, et tirer beaucoup de sang; mais si le médecin est appelé après vingt-quatre heures, il est rare que les saignées réussissent; car, souvent, l'épanchement séroso-sanguin est fait, et les évacuations sanguines ne font que procurer du relâchement aux vaisseaux des membranes et augmenter l'épanchement. L'emploi des dérivatifs les plus énergiques, tels que les synapismes animés avec l'alkali-volatil, réussissent par fois dans le début, de même que l'application de la glace et les affusions froides sur la tête. Il ne faut guère compter sur les purgatifs.

APOPLEXIES.

Les Apoplexies sont assez nombreuses dans les salles de l'Hôtel-Dieu de Lyon; j'en ai eu 58 parmi les hommes, et 111 chez les femmes. On apporte ces malades à l'Hôtel-Dieu, lorsqu'ils sont près d'expirer , afin d'éviter des frais de sépulture.

La Médecine moderne nie l'existence des apoplexies nerveuses et séreuses , elle n'admet que la
sanguine.

Quant à moi : considérant que les trois fluides
sanguin , séreux et nerveux , jouent un grand rôle
dans l'économie cérébrale ; j'admets d'après des
observations exactes , qu'il peut y avoir apoplexie
causée par l'état mobide de l'un de ces fluides.
Qu'on appelle cet état apoplexie ou asphyxie , il
n'en existe pas moins sous chacune de ces formes ,
non-seulement dans le cerveau , mais encore dans
les poumons ; ainsi un épanchement sanguin ou
séreux dans le parenchyme de ce viscère, et sa constriction spamodique ou nerveuse, causent une mort
plus ou moins subite. Voici des exemples des apoplexies cérébrales :

APOPLEXIE NERVEUSE.

Anne Venet, âgée de 22 ans , fille , ouvrière en
soie, d'un tempérament bilioso-sanguin , brune ,
et très-robuste , malade depuis 15 jours , entre
le 13 septembre à l'hôpital , se plaignant de quelques accès fébriles irréguliers et peu intenses. Elle
est morose , parle peu , et paraît éprouver quelque
violent chagrin. Je lui prescrivis la limonade et
une potion stibio-opiacée. Elle alla mieux , et depuis 2 jours elle était apyrétique , lorsque le 22 à
huit heures du matin , à ma visite , après m'avoir
dit qu'elle se trouvait mieux ; étant assise sur son
lit , elle se laisse tomber sur son coussin et expire

tout-à-coup ; tous les secours qu'on lui adminis-
tre à l'instant même sont impuissans.

Le lendemain 23, l'ouverture du cadavre est faite
avec le plus grand soin, en ma présence. Les membranes du cerveau ne sont point injectées, la substance corticale et cérébrale ainsi que le cervelet,
sont dans l'état le plus sain, aucun épanchement
dans les ventricules.

Les poumons, le foie, le cœur, la rate et le pancréas, dans leur état normal ; légère flaccidité de
cœur sans aucune dilatation de cet organe, un peu
de sérosité comme à l'ordinaire dans le péricarde.

Les intestins, l'appareil urinaire et celui uté-
rin sains.

La cause de cette mort n'a pu être visible dans
aucun de ces organes, puisqu'il n'y avait aucune
trace d'altération morbide quelconque. Le système
nerveux paraît donc avoir été le seul frappé de mort,
d'autant plus que l'extinction de la vie a eu lieu
avec la rapidité de la foudre.

APOPLEXIE SÉREUSE.

Georges Miwothney, ébéniste de Prague, âgé de
89 ans, était depuis long-temps sujet à des crampes
dans les extrémités inférieures ; il entra à l'Hôtel-
Dieu, le 23 novembre 1823, pour un catarrhe pulmonaire peu intense ; il en sortit le 10 décembre
suivant : mais il y rentra le 18 février 1825, souffrant depuis trois mois de violens maux de tête,
avec un affaiblissement considérable des forces, et
de plus un catarrhe pulmonaire assez fort ; il fut

traité avec le bouillon pectoral et quelques potions analeptiques, il paraissait se remettre, lorsque le 16 mars, il fut frappé d'une apoplexie avec perte de connaissance, râle, impossibilité d'avaler, et délire somnolent; malgré la médication la plus active, il succomba le 19.

Antropotomie.

Epanchement séreux considérable entre la dure-mère et l'arachnoïde, on découvre vingt-quatre hydatides de la grosseur d'un haricot dans les anfractuosités du cerveau, enveloppées de leur membranes, de figure ronde, ayant à leur centre un point blanc, de la grosseur de deux têtes d'épingle, de la consistance de l'albumine concrétée par la chaleur; les ventricules étaient pleins d'une sérosité légèrement jaunâtre.

Les poumons légèrement hépatisés, l'estomac et les intestins portant les traces d'une ancienne inflammation, due sans doute à l'abus d'eau-de-vie que faisait ce Bohémien.

APOPLEXIE SANGUINE.

Jeanne Claudine Grange, âgée de 60 ans, d'une constitution maigre et sèche, fut attaquée le 28 novembre, d'une apoplexie complète avec paralysie des membres des deux côtés, sans distorsion de la bouche; les sens de l'ouïe et de la vue n'étaient point lésés, mais ceux du goût, et de l'odorat l'étaient complètement avec paralysie du pharynx et par conséquent impossibilité de la déglutition. Elle entra à l'hôpital le 29, et malgré les applications stimulantes, elle mourut dans la nuit.

Nécropsie.

Traces d'une vive inflammation dans tout l'appareil cérébral ; la protubérance annulaire ou moëlle alongée (nœsocéphale), faisait hernie de la grosseur d'un œuf de poule ; c'était une dilatation ou écartement de la substance cérébrale contenant un épanchement de près de deux onces de sang. Cet épanchement ne s'était pas fait subitement, mais les vaisseaux sanguins aboutissant à cette partie paraissaient s'être dilatés anévrismatiquement, si j'ose m'exprimer ainsi, et leur rupture avait précédé l'épanchement qui, lui-même, avait comprimé l'origine des nerfs olfactifs et pharyngopalatins, ce qui exprime naturellement la cessation de leurs fonctions.

Ce phénomène physiopathologique semblerait contraire à l'opinion de Gall qui prétend que le tronc principal d'où naissent toutes les ramifications nerveuses du cerveau et des cinq sens, existe dans cette protubérance annulaire : si cela était vrai, il y aurait eu aussi paralysie des nerfs oculaires et acoustiques, ce qui n'existait pas dans le cas actuel.

APOPLEXIE CÉRÉBRO-SPINALE.

Quelquefois l'apoplexie étend son influence jusque sur la moëlle épinière, ce qui formerait une quatrième variété. En voici un exemple :

Du 18 septembre 1829. Marguerite Bonnevie, âgée de 22 ans, ouvrière en soie, peu réglée, tempérament bilieux, éprouvait, depuis quelques jours, une fièvre irrégulière, légère, avec gastralgie ; la langue est sale et un peu sèche, le ventre légèrement tendu : limonade stibiée qui ne provoque qu'un léger vomissement à la première verrée. Du 22 au 27, progrès à la convalescence, la malade ne se plaint que de quelques douleurs aux jambes.

Le 28, à huit heures du matin, la malade dit qu'elle est tout à fait bien, qu'elle n'a plus de fièvre, et qu'elle sortira de l'hôpital le lendemain ; mais à peine ma visite est-elle terminée, que la malade se trouve mal, elle pousse un profond soupir et expire à l'instant.

On la saigne sur-le-champ au bras et à la jugulaire; on ouvre l'artère temporale : on n'obtient aucune goutte de sang. Je soupçonnai, dès-lors, l'existence d'un anévrisme, mais l'autopsie démentit ma conjecture.

Autopsie.

Les poumons et le cœur très-sains, épanchement séreux assez abondant dans le péricarde; la membrane interne de l'estomac légèrement enflammée, les autres viscères dans leur état normal.

Tout le côté gauche de la face, du cou, des épaules et du péricrâne, était fortement injecté ; les membranes du cerveau, saines ; peu d'épanchement dans les ventricules, mais la substance cérébrale était fortement injectée dans son parenchyme et

surtout à sa base d'où le sang suintait par gouttelettes très-abondantes, à mesure qu'on en enlevait
des tranches horizontalement; le cervelet très-ra-
molli, le sang sortait noir et à flots du trou occi-
pital : il provenait de la colonne vertébrale et de la
moëlle épinière, dont la membrane était fortement
injectée ainsi que la moëlle elle-même.

Enfin, j'admets une cinquième variété d'apoplexie : c'est celle occasionée par compression, à la
suite d'un enfoncement d'une partie de la boîte os-
seuse ; soit par une chute, une blessure par un
corps contondant ou un gros projectile. J'en ai vu
deux cas dans ma pratique particulière qu'il serait
hors de mon travail de rapporter ici.

L'apoplexie nerveuse est foudroyante, elle éteint
la vie en un instant; celle sanguine est parfois assez
prompte, d'autres fois, elle laisse le malade avec
une hémiplégie. L'apoplexie séreuse ne tue pas
toujours, mais elle laisse le malade dans un état
chronique d'anhémie et comme d'imbécilité.

CLOU HYSTÉRIQUE.

Pinel, chaussier, et d'autres nosologistes, ont
donné le nom d'hystérie frontale à cette douleur
locale et récurrente qui se fait sentir tout-à-coup
dans une partie de la tête, et qui est ordinairement très-vive et très-aiguë : c'est une névralgie
dont il serait difficile d'assigner la cause. J'en ai
vu dix cas dans mes salles, parmi les femmes, et
j'avoue, que je n'ai pu réussir à les guérir, que
par un traitement empyrique.

! a femme Miremont, ouvrière en soie, âgée de de 34 ans, d'une constitution maigre et sèche, et d'un tempérament nerveux, fut attaquée, au mois d'avril 1825, d'une douleur très-aiguë à la partie pariétale droite de la tête, s'étendant jusqu'au temporal et même jusqu'à l'œil. Les règles étaient irrégulières, quoique la malade eût fait deux enfans, et la douleur récurrente, revenait ordinairement le soir. Deux médecins avaient épuisé vainement l'application des sangsues, les antispasmodiques et les révulsifs de toute espèce. La malade entra à l'Hôtel-Dieu au mois de juin : elle était pâle, maigre, et avait le pouls petit, serré et fréquent. Je fis raser la partie de la tête affectée que l'on frictionna avec la pommade d'Autenrieth, limonade simple pour boisson. Au cinquième jour, il se forma au cuir chevelu, une tumeur énorme qu'on ouvrit avec la lancette, il en sortit plus de deux onces de sang mêlé de pus ; dès-lors, les douleurs cessèrent : elles reparurent encore huit jours après, mais moins fortes et moins longues. Je fis entretenir la plaie et couvrir la tête avec une calotte de taffetas ciré ; la malade prit quelques bains tièdes, et sortit parfaitement rétablie à la fin de juillet.

Rose Tissot, ouvrière en soie, âgée de 28 ans, tempérament sanguin, constitution robuste, enceinte de sept mois, entra à l'hôpital le 17 mars 1826. Elle éprouvait tous les soirs, de quatre à onze heures, des douleurs inexprimables à la région temporale gauche ; dans le paroxysme, le globe de l'œil devient enflammé et protubérant hors de son orbite, et il sortait du sang par le point lacrymal.

Cette maladie durait depuis trois mois, et l'on avait employé sans succès la saignée, les sangsues, les révulsifs, les antispasmodiques et le quina.

J'employai le même moyen que chez la précédente malade. Il se fit, vers le quatrième jour, une éruption de boutons semblables à ceux de la variole ; une tumeur de trois pouces de diamètre se manifesta sous le cuir chevelu, vers le pariétal : il en sortit beaucoup de matière purulente; dès-lors, les douleurs cessèrent.

Le 1er avril : avortement au huitième mois qui fut suivi d'une gastro-entérit., qui céda à l'infusion de feuilles d'oranger et à la potion stibio-opiacée, composée de tartre-stibie, un grain ; eau distillée, deux onces; sirop de karabé, une once.

Je puis citer deux autres malades guéries toujours par les frictions de pommade d'Autenrieth, savoir :

Henriette Broc, âgée de 24 ans, couturière, entrée le 15 mai 1829 dans ma salle, souffrant depuis un mois des douleurs atroces sous le pariétal droit, et sortie guérie le 5 juillet suivant.

Madelaine Boyer, âgée de 25 ans, domestique, souffrant depuis quatre mois des douleurs à la même partie que la précédente : entrée le 9 mai 1829, dans ma salle. J'essayai les sangsues, les synapismes, le vésicatoire à la nuque, la valériane, les pilules de Meglin, les bains : le tout inutilement. Enfin, le 30 mai, je fis couper les cheveux de la partie malade; on la frictionna avec la pommade d'Autenrieth; dès que la suppuration survint, les douleurs cessèrent, et la malade sortit en parfaite santé le 27 juillet.

AMAUROSE.

Claudine Battier, femme Jondre, devideuse, âgée de 26 ans, tempérament lymphatique, entre à l'Hôtel, le 6 septembre 1832. Accouchée depuis six mois, elle n'avait pas eu son retour ; elle éprouvait des douleurs de tête affreuses et continuelles, accompagnées de crises nerveuses épileptiformes : vingt sangsues au haut des cuisses, infusion de feuilles d'oranger. Le 7, même état ; saignée du bras généreuse. Du 7 au 20, peu de changement, un peu plus d'intermittence dans les douleurs, les forces très-affaiblies : on donne le sulfate de quinine, dans les intervalles, pendant douze jours, sans succès, au contraire, la vue s'obscurcit, les pupilles se dilatent et restent immobiles à la grande lumière, à la réflexion d'un miroir ardent, et aux fumigations stimulantes, même à celles sulfureuses. Le 5 octobre, frictions sur le synciput avec la pommade d'Autenrieth, qui forme un large escarre avec abondante suppuration.

La vue commence à revenir vers le 15 : on soutient les forces avec l'élixir de garus et le sirop d'éther dans l'infusion de feuilles d'oranger, et un régime analeptique. La céphalalgie disparaît par degrés.

Le 30 octobre, il survient un peu de toux que l'on calme avec le bouillon pectoral et quelques loochs opiacés ; on frictionne les paupières et les orbites avec le baume de Fioravanti. La vue se consolide et l'appétit revient, et le 13 octobre, la malade sort parfaitement rétablie.

OTITE.

L'inflammation de l'oreille interne a souvent une terminaison funeste.

Pancrace Fantoni, âgé de 31 ans, plâtrier, est attaqué, subitement, d'une douleur très-aiguë à l'oreille gauche avec fièvre ; on l'apporte à la salle Saint-Jean, le 5 avril 1832, au neuvième jour de la maladie. Il y avait fièvre ardente et délire comateux. Les sangsues, les ventouses, les cataplasmes, les fumigations de vapeurs émollientes sont inutiles; le malade meurt dans la nuit.

Autopsie.

Les membranes du cerveau légèrement injectées, la masse cérébrale supérieure saine, mais sa couche inférieure est ramollie; l'oreille interne et la trompe d'Eustache portent l'empreinte d'une vive inflammation, et sont remplis de pus qui a filtré par les trous sphénoïdaux entre la base du crâne et la dure-mère ; épanchement qui a causé la mort.

OPHTALMIES.

Les ophtalmies sont très-fréquentes chez les femmes et j'en ai eu un grand nombre de nature scrofuleuse chez de jeunes ouvrières en soie. Les exutoires à la nuque, les calottes de taffetas ciré, les pommades avec le colomélas, les collyres avec la pierre divine et le laudanum, accompagnés d'un

régime analeptique, m'ont presque toujours réussi
mieux que la solution de nitrate d'argent.

ANGYNE LARYNGÉE,

Cette maladie est assez commune à Lyon, surtout parmi les femmes, elle est souvent plus grave
chez les hommes. En voici un exemple :

Joseph Vergier, de Lyon, âgé de 25 ans, ouvrier
en soie, très-adonné aux boissons spiritueuses,
tombe malade le 2 janvier 1825, et entre le 5 à l'hôpital. Fièvre ardente, céphalalgie intense, le col tuméfié, grande difficulté de respirer : douze sangsues à la gorge, cataplasmes émolliens, tisane de
guimauve acidulée, gargarisme d'orge, miel rosat
et acide hydrochlorique : le fond de la gorge est
d'un rouge violet. Le 6, même état; le 7, *idem*, et
même médication ; le 8, nuit orageuse, fièvre ardente, délire, oppression et respiration très-péni-
ble, synapismes aux extrémités et même sur le scro-
tum, par les rapports des testicules avec la gorge :
vésicatoire à la nuque, fumigations émollientes,
lavement purgatif. Le malade meurt dans la mati-
née du 9.

Antropotomie.

Le larynx, le voile du palais et les bronches
violets et couverts d'une suppuration grisâtre et
d'odeur gangreneuse ayant filtré entre les muscles
sterno-cleno-mastoïdiens et la colonne vertébrale,
et ayant pénétré jusques sur la plèvre costale et le
médiastin, dans la superficie qui touche au ster-
num; les poumons fortement infiltrés de sang.

L'estomac, le foie, le cœur et les intestins dans leur état naturel.

LARYNGITE CHRONIQUE.

Benoîte Bouchacour, âgée de 25 ans, ouvrière en soie, était attaquée d'une laryngite depuis trois mois, avec toux sèche, aphonie, fièvre légère surtout vers le coucher du soleil. Elle entra à l'hôpital le 11 janvier 1832. Bouillon pectoral, cataplasme émollient sur le larynx. Looch avec le sirop de Morphine. La malade vomit toutes les boissons même l'infusion légère de feuilles d'oranger. On continue les cataplasmes et l'on fait des fumigations émollientes jusqu'au 1ᵉʳ février sans aucun succès ; à cette époque je fais frictionner le devant du col avec quelques gouttes d'huile de croton tiglium ; à la sixième friction il sort une éruption de nombreuses pustules avec rougeur et douleur extrêmement aiguë. On tempère l'inflammation par de doux épithèmes. On met la malade à l'usage du lait, et après quatre jours on revient aux frictions qui provoquent encore une vive irritation à la peau. Mais la douleur du larynx disparaît ainsi que la toux. La voix redevient naturelle, et le 28 février la malade sort en parfaite santé.

Les vésicatoires et les frictions avec la pommade d'Autenrieth m'ont aussi fait obtenir un plein succès dans trois autres cas semblables à celui-ci.

STOMATITE.

La médecine moderne a donné le nom de stomatite à cette espèce d'éruption couenneuse de la bouche que les anciens appelaient *Stomacaces*, *Oscedo*, *Scelotyrbes*, etc. C'est une espèce de scorbut que nous avons vu régner épidémiquement parmi les troupes en garnison à Lyon, vers la fin de l'année 1830. Cette maladie était contagieuse; le fait suivant le confirme.

Jeanne Vigoureux, fille âgée de 19 ans, lingère, avait bu dans le verre d'un militaire infecté de cette maladie. Cinq jours après, un aphte se manifeste au milieu de la partie interne de la joue droite. Cet aphte devient ulcéreux et prend une dimension de 18 lignes de long sur 9 de large, il est proéminent comme une dartre, d'un blanc grisâtre et comme lardacé, et très-douloureux. Entrée à l'Hôtel-Dieu le 13 février 1831. Limonade minérale; cautérisation de l'ulcère avec l'acide hydro-chlorique étendu d'un peu d'eau, gargarisme anti-scorbutique. Point de changement jusqu'au 17. Alors on cautérise l'ulcère avec le nitrate d'argent. Dès le 18, amélioration sensible. On réitère trois fois la cautérisation l'ulcère se rétrécit successivement et finit par disparaître tout à fait. La malade sort guérie le 28 du même mois.

SCORBUT.

Je fis en 1822 le service par intérim des salles militaires : le régiment suisse de Salis était en garnison à Lyon. Le scorbut s'y manifesta, et en trois mois de temps j'eus à traiter près de 160 malades. Je n'employai que la limonade minérale, les gargarismes avec les crucifères et l'oxymel, et un régime analeptique. Je ne perdis aucun malade.

ILOSSITE.

Deux cas seuls de glossite se sont présentés dans mes salles d'hommes ; je n'en ai pas vu chez les femmes. Voici le plus remarquable :

Antoine Cayol, portefaix, âgé de 62 ans, après un travail pénible et ayant très-chaud, s'expose le 20 mars, par un temps froid, au grand air, sans col et la chemise ouverte. Il est bientôt saisi d'une violente douleur à la gorge, avec tuméfaction des glandes sublingales et de la langue; il entre à l'hôpital le 24, quatrième jour de la maladie.

Le cou est très-enflé, la langue enflée aussi sort de deux travers de doigt de la bouche; impossibilité de parler et d'avaler, avec menace de suffocation ; fièvre modérée. 12 sangsues sous le menton, cataplasme émollient, injection dans la bouche avec une seringue d'eau d'orge édulcorée avec du miel et du lait.

Le 26, peu d'amélioration. Saignée de la veine ranine qui donne près de deux onces de sang. Le 27, diminution de l'enflure de la langue et du cou : mêmes remèdes. Le 28, le malade peut avaler du bouillon ; limonade, gargarismes d'eau d'orge, miel rosat et borate de soude. Le 30, la langue réduite à son état naturel est rentrée dans la bouche, le malade peut parler et se plaint qu'une dent molaire à la partie gauche de la mâchoire inférieure, rompue en partie, fatigue la langue; le malade peut manger, l'enflûre du cou et de la langue a disparu ; on continue la médication. Le 2 avril on fait l'extraction de la dent cariée, et le malade sort guéri le lendemain.

HERNIE AU COU.

Je n'ai observé qu'une seule fois cette affection morbide qui est, je crois, très-rare ; la voici :

Joseph Turin, âgé de 22 ans, de la Guillotière, faisant profession d'athlète, d'une robuste constitution, entré à la salle Saint-Jean, le 28 octobre 1833, avec une pneumonie légère qu'enlèvent une saignée et quelques boissons émulsionnées.

Il lui est survenu depuis quelque temps à la suite de violens efforts dans l'exercice de la lutte, une espèce de pneumatose ou hernie aérienne, par l'écartement des muscles antérieurs gauches du cou et la déchirure du tissu cellulaire qui les unit, et peut-être d'une petite portion du larynx. Il en sort une tumeur de la grosseur d'un œuf de poule oblongue, molle et qui cède à la pression exercée avec deux doigts, mais qui ressort bientôt, et qui s'enfle et devient tendue et élastique lorsque le malade fait un effort des poumons en retenant son souffle, ou lorsqu'il crie.

Comme il était impossible d'exercer une pression sur cette hernie ; je lui fis appliquer un emplâtre d'extrait de ratanhia et de sceau de Salomon maintenu par des bandes de diachylon gommeux, le malade étant sorti le 6 novembre guéri de sa pneumonie ; je ne l'ai pas revu depuis.

PARALYSIE DE LA LANGUE.

J'ai eu en 1831 quatre cas assez rares de paralysie de la langue sans accident apoplectique.

Eulalie Hambert, fille âgée de 60 ans, d'une constitution robuste, est frappée subitement le 2 avril, d'une paralysie complète de la langue, la parole est tout-à-fait impossible, et la déglutition difficile. Vésicatoire à la nuque, infusion d'arnica avec le sirop d'éther. Le lendemain, même état : deux onces de vin de vipère, même tisane, cataplasme de farine de lin saupoudré de moutarde sous le menton. Le 8, la parole commence à revenir, mais avec bégaiement. Mêmes prescriptions du 9 ; au 11, retour complet de la parole et de la déglutition, et la malade guérie sort le 12.

Les trois autres cas ont été traités par les mêmes moyens et avec succès.

§ II.

MALADIES DU THORAX.

ANGINE DE POITRINE.

Cette affection morbide peu fréquente, fut signalée pour la première fois, il y a environ 60 ans, par Heberden et quelques autres médecins de Londres. Plus tard, le docteur Jurine de Genève, publia un mémoire sur cette maladie à laquelle il a succombé lui-même. Je n'en ai eu que le seul cas suivant.

Claudine Martin, de St-Albin en Savoie, ouvrière en soie, âgée de vingt ans, d'un tempérament bilioso-nerveux, peu réglée, entre à l'hôpital le 12 mars 1827, et est couchée dans ma salle au lit 210. Depuis quatre mois le sang menstruel coule peu ; dès-lors oppression et toux sèche. Cet état empirant de jour en jour, elle vient à l'Hôtel-Dieu.

À son arrivée la respiration est très-brève, l'oppression considérable ; la malade ne peut articuler
un mot entier ; elle éprouve une chaleur brûlante
dans la poïtrine, avec un sentiment de constriction
telle que si on la serrait dans une presse, le pouls
très-petit et donnant 110 pulsations par minute,
la langue naturelle, point de douleurs de tête,
point de toux, mais il survient des angoisses après
avoir pris quelques alimens, ou fait quelque
exercice.

Le soir, on prescrit une potion antispasmodique
et calmante. Du 13 au 17, décoction de guimauve
et même potion ; la malade est plus tranquille :
cataplasme émollient de farine de lin sur la poitrine. Du 19 au 22, progrès à la guérison, l'oppression a disparu avec les paroxysmes spasmodiques ; la malade prend quelques alimens, et le
sommeil est paisible. Le 24 elle sort en santé.

Observation. Cette malade venait d'avoir ses règles après lesquelles elle avait été plus fatiguée
qu'auparavant. Le pouls était petit et misérable,
je ne crus pas alors devoir prescrire une saignée ;
une médication très-adoucissante, et les antispasmodiques ont suffi pour obtenir la guérison.

PÉRIPNEUMONIES.

Les péripneumonies n'ont point, à Lyon, ce
caractère décidément inflammatoire de celles des
pays chauds qu'il faut traiter avec de larges et
nombreuses évacuations sanguines et de hautes
doses de tartre stibié en lavage. Dans cette ville, elles ont plutôt un caractère muqueux et catarrhal.

Peu de malades ont besoin de plusieurs saignées ;
ils ne supportent pas trop au delà de 6 grains de
tartre stibié, mais les vésicatoires réussissent beaucoup mieux. Je n'ai jamais vu cette maladie à un
degré bien intense chez les femmes. La décoction
d'orge avec l'oxymel simple, et un ou 2 grains
de tartre stibié en lavage qui, en procurant des
nausées, sollicite la sécrétion pulmonaire ; quelques loochs et les vésicatoires m'ont suffi dans la
plupart des cas.

Il arrive parfois que l'inflammation, parvenue
à son plus haut degré, provoque la dégénérescence
gangréneuse, comme on le vit, dans l'épidémie
d'Avignon, en :348. C'est ce qu'on a appelé
péripneumonie maligne. Je puis en citer un
exemple.

Jacques Poinsaud, journalier, de la Savoie, âgé
de 50 ans, entra à l'hospice, le 20 novembre 1825,
attaqué d'une violente péripneumonie à son 6me
jour, oppression affreuse, toux aiguë, sans expectoration que quelques stries d'un sang violacé,
perte de la parole, inquiétude mêlée d'un délire
sourd et récurrent, face hypocratique, grande
soif, décoction d'orge et oxymel, looch kermétisé, vésicatoires aux deux bras, synapismes aux
extrémités inférieures qui sont froides.

Le 21, même état, cependant moins de délire,
la langue noire et sèche, le pouls petit et marquant 140 pulsations irrégulières, décoction de
polygala de Virginie, avec le sirop d'Éther, looch
kermétisé.

Le 22, cessation du délire, mais aphonie com-

plète. Une phlyctène gangréneuse se manifeste sur
le pouce et le métacarpe de la main gauche. On l'ouvre ; il en sort une sanie noirâtre très-fétide. L'oppression est toujours très-forte. Vésicatoire camphré sur la poitrine, lavemens avec la décoction de
quina camphré. Vains remèdes ! le malade meurt
le 23, au matin.

Nécropsie.

La trachée et les poumons recouverts de stig-
mates noirs gangréneux, qui répandent une
odeur affreuse. Le parenchyme n'est plus cripitant,
mais se réduit en une substance pultacée brune.
Epanchement d'un demi-litre de sérosité brune et
fétide dans la cavité pectorale ; les poumons et l'estomac sont sains, très-peu de sérosité jaunâtre dans
les ventricules cérébraux.

CATARRHE, PULMONIE ET PHTYSIE.

Si les péripneumonies franches sont peu fréquentes à Lyon, par contre, les catarrhes pulmonaires
y sont endémiques, et y dominent pendant six
mois de l'année, à cause de la position topographi-
que de la ville, entre deux grands fleuves et de ses
rues étroites humides et malsaines. Ces affections
amènent la pulmonie chronique et la phtysie qui
forment le quart au moins de la mortalité de
l'hôpital. Cette maladie est surtout particulière
aux ouvrières en soie. Ces jeunes filles sortant, la
plupart, des montagnes de la Savoie où l'air est vif,
et où elles faisaient beaucoup d'exercice et des travaux pénibles, viennent s'établir à Lyon, et là, ren-

fermées dans des appartemens étroits et mal aérés, assises du matin au soir pour dévider ou tisser. Leurs règles s'arrêtent, ou ne se déclarent point. Le sang reflue vers la poitrine ; la toux se manifeste ; on la néglige, l'émoptysie succède, et les malades arrivent à l'hospice avec une expectoration purulente.

Il existe aussi parmi les filles une grande quantité de phtysies pulmonaires scrofuleuses, car ce vice est extrêmement commun parmi la classe ouvrière pauvre, qui l'appelle *humeur de râche tombée sur la poitrine*. Ces maladies de poitrine constituaient plus de la moitié de la mortalité de mes salles. Car, sur 10,800 malades, j'ai eu 1,196 mortes, dont 622 phtysiques. C'était de 75 à 80, année commune, l'année 1830 en a donné 103, et 183 seulement 62. La phtysie scrofuleuse se complique toujours de tubercules suppurans.

Le lichen et le lait et les exutoires, en ont sauvé un petit nombre. Un seul cas s'est terminé heureusement par *mutation*, ainsi que l'appelle Lorry *De morborum mutationibus*. En voici l'observation :

Jeanne Thierry, âgée de 5 ans, fille d'une mendiante, entrée aux blessées pour un dépôt froid au genou, est transférée dans ma salle le 27 février 1833. Cette enfant est dans un état pitoyable d'émaciation. Asthénie complète ; toux continuelle avec des crachats purulens, sueurs la nuit et parfois de la diarrhée ; tout annonce une phtysie pulmonaire, au troisième degré. Je lui prescris la décoction de lichen avec du lait, et un looch avec les sirops de quina et de morphine. La maladie reste stationnaire jusqu'au 5 mars. Ce jour là se manifeste une éruption variolique. L'enfant n'avait pas été vaccinée. Infusion de bourrache, animée avec l'acétate d'ammoniaque et un peu de sirop de gomme, l'éruption est modérée et se fait réguliérement. Il se manifeste quelques pustules varioliques dans l'œsophage: cataplasme émollient au cou, décoction d'orge et lait; la maladie parcourt ses périodes ordinaires sans trouble. Le 17, purgation légère avec le calomélas et le sirop de Fleurs de pêcher. Lait pur sucré pour boisson, régime doux et analeptique, la petite malade se rétablit. Plus de toux, ni de crachats, elle reprend de l'embonpoint, et sort en bon état, le 8 avril.

CARDITE, PÉRICARDITE, ANÉVRISMES, PALPITATIONS PRECORDIALES.

Les inflammations aiguës et chroniques du cœur et du péricarde ne se sont pas présentées, plus de six fois, dans le cours de ma pratique à l'Hôtel-Dieu; elles ont toutes terminé par la mort. La cardite et la péricardite sont des maladies très-insidieuses, et dont le diagnostic est le plus difficile. L'hystérie, l'asthme, les épanchemens planétiques, etc., les simulent souvent; mais les anévrismes et les palpitations précordiales étaient assez communs chez les individus jeunes. En voici deux exemples:

Etienne Picolet, de Vienne, département de l'Isère, d'un tempérament lymphatique sanguin, d'une stature moyenne et d'un embonpoint assez prononcé, exerçant l'état de menuisier , éprouvait depuis 18 mois des palpitations de cœur, non-seulement sensibles au toucher, mais même à la vue ; on sentait , en appliquant la main sur la région précordiale, comme une tumeur considérable qui , à chaque contraction , paraissait heurter fortement les parois thorachiques.

Dans le début , le malade se trouvant peu fatigué, n'employa aucun moyen pour la combattre ; mais au bout de six mois il survint des maux de tête presque continuels, avec des bouffées de chaleur au visage. Une douleur assez vive se fit sentir sur la région précordiale , et au moindre exercice ces symptômes empiraient. Alors , il consulta un médecin, qui lui fit une forte saignée. Cette évacuation calma les accidens , les palpitations se firent sentir avec moins de violence : mais ce bien-être ne dura que huit jours , et fut suivi du retour des mêmes symptômes, plus , d'une douleur vague dans les reins , et d'une oppression fatigante. Une seconde saignée procura un mieux de même durée. On eut recours à la digitale qui obtint un assez bon résultat , car les palpitations diminuèrent considérablement , et restèrent faibles pendant cinq mois ; mais, à cette époque, la digitale donnée à très-haute dose , ne produisait plus d'effet sur les palpitations qui reparurent. Le malade se décida à entrer aux salles payantes de l'Hôtel-Dieu , le 2 septembre 1823. On lui appliqua seize sangsues aux cuisses et on lui fit ensuite deux fortes saignées , puis des boissons rafraîchissantes , ces moyens ne produisirent qu'un léger soulagement.

Douze jours après, le malade passa dans ma salle, il était alors dans l'état suivant : palpitations fréquentes et très-fortes, toux sèche, céphalalgie continuelle, oppression qui s'augmentait par le mouvement et même en parlant.

Je ne jugeai pas à propos de renouveler les évacuations sanguines qui n'avaient produit que des soulagemens passagers. J'employai l'acétate de plomb cristallisé dans la conserve de roses ; d'abord à un grain par jour, que je portai successivement à huit grains ; tisane adoucissante. Sous cette médication les palpitations cessèrent, le pouls qui marquait 110 pulsations, revint graduellement à son rhythme ordinaire, et au bout de quarante-deux jours de traitement, le malade sortit, le 28 novembre, dans l'état le plus satisfaisant ; il se livrait aux exercices de corps sans éprouver aucune palpitation. L'appétit et le sommeil étaient revenus.

Je pourrais citer plusieurs autres cas d'anévrismes bien patens, tels que chez Jeanne Bignet, âgée de 25 ans, entrée le 4 août 1829, et sortie le 22 : le pouls donnait quatre vingt-dix pulsations à son entrée.

Claudine Boyet, femme Bergerat, de Saint-Symphorien, dès son entrée, le 15 avril même année, le pouls battant quatre-vingt quinze fois : les boissons et alimens revomis. Sortie le 12 mai.

Jeanne-Françoise Jacquier, âgée de 26 ans, tailleuse de Lons-le-Saulnier, entrée le 24 janvier, même année : le pouls a 80 pulsations. Sortie le 26 mars.

Je les ai tous traités avec une combinaison de digitale en poudre de deux à huit grains par degrés, d'acétate de plomb de quatre à dix grains, et d'opium de un à quatre grains unis par la conserve de rose. Les battemens du pouls diminuaient de cinq à huit pulsations chaque jour.

Souvent on prend pour des anévrismes, des palpitations précordiales dépendant de quelques anomalies dans la circulation du sang, occasionées par le système nerveux ; on éprouve des battemens à la région épigastrique, qui sont ceux de l'artère de ce nom, et parfois même à la région du cœur. Le médecin anglais Bayle, les a parfaitement signalées et distinguées des anévrismes, d'autant plus que, ces battemens ou palpitations ne sont pas constans, mais bien récurrens, même à la moindre émotion.

COQUELUCHE.

J'ai un grand nombre d'observations de cette maladie, si opiniâtre chez les enfans, maladie que je regarde comme une névrose de l'appareil gastrique appelant une irritation pulmonaire par consensus, les frictions de la pommade d'Autenrieth, ne m'ont nullement satisfait, les potions avec la belladonne et l'éthérat opiacé, m'ont seuls procuré quelques avantages : les cataplasmes émolliens chauds, sur l'estomac, m'ont bien réussi ; les boissons chaudes ne réussissent pas, un régime nutritif, est salutaire : les laits de chèvre ou d'ânesse, et l'air de la campagne à la convalescence, sont les meilleurs moyens pour dompter cette affection morbide. On a essayé avec succès, à Milan, les boissons à la glace. Les toniques tels que le sirop de Désessarts, conviennent à la fin de la maladie.

§ III.

MALADIES DE L'ABDOMEN.

GASTRITE.

La nouvelle école a placé sous cette dénomination toutes les affections morbides de ce viscère qu'ils ont regardé comme la source d'où partaient presque toutes les maladies. Ils en réduisaient les espèces à une seule : celle inflammatoire, et n'y adaptaient pour tout traitement que les sangsues, l'eau gommée et la diète. Quant à moi, j'en reconnais plusieurs espèces établies sur une longue observation.

1° La gastrite franche ou inflammation d'une partie de l'estomac ou de ce viscère tout entier.

2° La gastrite bilieuse occasionée par un reflux de bile exubérante dans le duodenum et l'estomac.

3° La gastrite traumatique occasionée par la présence des vers intestinaux, ou par quelque corps étranger introduit dans l'estomac, ou par les poisons corrosifs ou enfin par des blessures.

4°. Enfin, la gastrite nerveuse provoquée par l'irritation des nerfs de la huitième paire, et du plexus cardiaque qui fournit les nerfs à ce viscère. Irritation purement symptômatique.

Je pourrai même ajouter la gastrite par exubérance de sécrétion des sucs gastrique et pancréatique, et celle par pression mécanique, comme chez les femmes enceintes aux 4me 5me et 6me mois.

Il est certain que chacune de ces affections morbides est parfaitement distincte, et qu'elle exige une méthode curative différente.

Il est assez fréquent de prendre des gastrites pour d'autres maladies qui présentent des symptômes insidieux bien capables de faire prendre le change sur le véritable caractère de la maladie. J'en donnerai quelques observations.

Il arrive aussi de prendre pour gastrite inflammatoire, celle qui est produite par des vers. En voici une observation :

Désiré Thévenet, âgé de 12 ans, tempérament lymphatique, ouvrier en soie, entre le 13 mai 1825 à l'Hôtel-Dieu, avec fièvre ardente, point pleurétique à gauche au dessous des fausses côtes, douleur aiguë à l'épigastre, toux sèche, langue blanche bordée d'un rouge vif, envies continuelles de vomir.

Quinze sangsues et cataplasme émollient à l'épigastre, nuit orageuse, subdélire le matin, quelques mouvemens spasmodiques et trismus léger de la mâchoire, décoction d'orge miellée, épithèmes sinapisés aux cuisses, sans effet. Le 15 même état, l'enfant vomit un ver; je prescris de suite quelques grains de calomélas, de camphre et d'extrait d'aloës succotrin, qui font rendre sept vers. Le soir lavement d'infusion de semen contra.

La nuit a été plus tranquille; le 16 même purgatif, et lavement qui amène encore six vers lombrics. Dès-lors, la fièvre, le point et la douleur de l'estomac disparaissent, la langue reprend son état naturel, l'enfant demande des alimens qu'on lui accorde. Guérison complète et sortie le 23.

On voit l'inutilité des sangsues et des cataplasmes, dans ce cas. C'était une gastriste traumatique occasionée par l'irritation que les vers produisaient sur l'estomac.

Je ne parlerai pas ici de la gastrite bilieuse que les sangsues ne sauraient guérir ; mais bien le tartre stibié ou l'ipécacuanha.

J'observai une espèce de constitution vermineuse dans les mois de mai et de juin 1825. J'en eus quinze cas dans ma salle. J'en citerai un fort singulier.

Louis de Ronzard , âgé de 7 ans , fut apporté à l'Hôtel-Dieu, le 28, il avait été mordu cinq semaines auparavant par un chat , réputé enragé. A son arrivée , cet enfant présentait en effet tous les symptômes de la rage confirmée ; yeux étincelans roulant dans l'orbite avec rapidité. Les sons les plus légers , le moindre bruit, le moindre mouvement brusque autour de lui , produisaient un frissonnement général chez le malade. Sentiment d'ardeur à la gorge ; soif ardente , avec impossibilité de la déglutition ; la bouche laissait échapper une bâve écumeuse , peau sèche, pouls accéléré. On ne put reconnaître aucune trace de la morsure du chat. Mort le 29 , à une heure du matin.

Autopsie.

Les membranes du cerveau et la masse cérébrale dans leur état normal ; très-peu de liquide séreux dans les ventricules. Le larynx et le pharynx légèrement enflammés ; mais le canal digestif contenait 68 vers lombrics de 8 à 9 pouces de long , ainsi placés : trois dans l'arrière-bouche , sept dans l'œsophage , un autre avait percé ce tube et pénétré dans la poitrine, entre les plèvres, un autre était plus bas, engagé dans une ouverture ou érosion de 6 ligne de long, faite aussi à l'œsophage qui communiquait par là à la poitrine, érosion de la muqueuse interne de l'estomac qui contenait 15 vers; le duodenum et les intestins contenaient le reste. La plupart de ces reptiles étaient vivans.

Il est hors de doute que les symptômes d'hydrophobie furent dus à la présence de cette énorme quantité de vers.

GASTRITE SIMULANT UN HYDROTHORAX.

La gastrite est un véritable prothée qui affecte souvent des formes et un caractère tout-à-fait étrangers à sa nature, en voici un exemple :

Antoine Berger, de Lyon, agent de police, âgé de 37 ans, d'un tempérament bilieux, adonné aux boissons fortes; éprouve tous les hivers des catarrhes pulmonaires. Le 10 avril 1832, après une débauche dans laquelle il avait bu une demi-cruche de rhum, il fut aussitôt attaqué d'une toux violente avec oppression. Il entra à l'hôpital, le 30 avril, vingtième jour de maladie dans l'état suivant :

Visage terreux, yeux caves et mornes, maigreur considérable, œdème des jambes, des cuisses et des mains, bronchite avec aphonie incomplètes, difficulté extrême de respirer. Le malade reste constamment assis dans son lit et penché en avant. Cependant, il digère les alimens; il se plaint d'une pesanteur de tête, due à un grand abus qu'il a fait de laudanum. Toux fatigante, expectoration

peu abondante de matières muqueuses et puriformes, urines rares, quelques sueurs froides par-
tielles ; bouillon pectoral, looch kermétisé, vésicatoire au bras. Le 3 mai, douleur latérale du
côté droit, qui disparaît par l'application d'un
vésicatoire volant.

Du 4 au 26, même état ; on emploie tour à tour
les boissons mucilagineuses, le sirop scillitique, les
diarétiques de toute espèce sans succès. Le 27,
matin, le malade vomit tout-à-coup au moins 8
onces de sang noir, corrompu, exhalant une odeur
cadavéreuse, et il expire.

Nécropsie.

Le larynx et le pharynx légèrement enflammés,
les bronches saines, mais tapissées d'une mucosité
épaisse. Les poumons sains et crépitans, leur partie
postérieure inférieure injectée de sang, symptôme
cadavérique qui se remarque presque toujours.

L'estomac tuméfié renfermant un litre de sang
noir, coagulé et de mauvaise odeur. Après l'avoir
enlevé et lavé ce viscère, on vit ses membranes
tuméfiées et fortement injectées, dures, épaisses et
rénitentes ; les veines qui serpentent entre les deux
membranes étaient turgescentes et formaient un
réseau variqueux dont quelques vaisseaux avaient
la grosseur d'un tuyau de plume ; plusieurs étaient
rompus, et le sang répandu en échymose avait
pénétré dans l'estomac. Le reste des viscères était
sain.

Ainsi cette maladie était une gastrite variqueuse,

en voici une autre observation, qui mérite d'être rapportée :

Pierre Petit, de Louhans, batelier sur la Saône, âgé de 22 ans, robuste, et d'un tempérament nerveux, entra le 26 janvier 1824, dans ma salle, se plaignant d'un violent mal d'estomac, et de douleurs aux extrémités inférieures, depuis 8 jours ; il avait vomi beaucoup de bile en arrivant ; la langue était blanche au milieu, et rouge sur les bords, le pouls naturel. Tout son corps était devenu depuis deux jours d'une couleur brune tellement foncée, qu'on l'eût pris pour un mulâtre, c'était une mélanose bien caractérisée, sans en connaître la cause ; 2 sangsues sur l'épigastre, cataplasme émollient, tisane émulsionnée. Le 27, matin, même état, nausées sans vomissemens, oppression considérable, difficulté de respirer, même boisson ; mais, vers les trois heures après midi, le malade, frappé d'une lipothymie, meurt d'une syncope subite.

Autopsie.

Les poumons sains, l'estomac vivement enflammé contenait trois vers lombrics de la longueur démesurée de 15 pouces, sur trois lignes de diamètre dans leur partie moyenne. Le duodénum et lileum en contenaient sept autres moins grands et étaient également enflammés. Les autres intestins ainsi que les autres viscères étaient dans leur état normal.

Je soignai encore, en 1824, Pierre Jumeau, âgé de 24 ans, de Fesin, revenant de la Bresse, où il avait contracté une fièvre tierce qui avait dégénéré en anasarque. Il entra le 16 janvier, et mourut le 19 février.

A l'ouverture du corps, je trouvai les poumons et le foie sains, la rate quatruplée de volume, les intestins pâles, et contenant 36 vers, dont 7 à 8 avaient 14 pouces de long. Epanchement séreux dans l'abdomen et infiltration générale du tissu cellulaire.

SQUIRRES DE L'ESTOMAC.

Cette maladie fut presque inconnue des anciens médecins, et l'on en doit peut-être la fréquence actuelle à la funeste introduction du tabac en Europe, et surtout à la manie de fumer et de mastiquer. En effet, le tabac ou feuille de nicotiane, est un poison que la fermentation et les assaisonnemens qu'on y ajoute, n'empêchent pas de renfermer une huile excessivement âcre qu'on retrouve dans les tuyaux de pipe. J'en recueillis, il y a quelques années, lorsque je faisais le service des salles militaires de l'Hôtel-Dieu, la valeur d'un gros que je fis avaler à un chat qui mourut au bout d'une heure, avec des coliques affreuses; la fumée du tabac enivre, et corrode l'émail des dents. On connaît la fin funeste du fameux poète Santeul à qui une princesse fit avaler, par plaisanterie, un verre de vin de Bourgogne dans lequel elle avait mis une prise de tabac d'Espagne. Douze heures de vomissemens et des coliques atroces, mirent fin aux jours du malheureux chanoine.

Les squirres au pylore sont très-fréquens chez

les hommes , et dans l'espace de deux ans, sur une salle de cent-vingt lits , j'en ai eu dix-sept qui tous ont eu une terminaison funeste.

Souvent cette maladie simule une gastrite aiguë , l'observation suivante est un squirre simulant, une phtysie pulmonaire.

François Marchand , domestique à Lyon , âgé de 46 ans, grand fumeur, entra à l'Hôtel-Dieu le 6 janvier 1824 , avec toux, expectoration muqueuse, épaisse ; il sortit en assez bon état au bout de neuf jours ; mais il rentra le 4 février suivant, avec oppression, toux , crachats puriformes abondans , et d'une maigreur affreuse, il sortit le 28, avec quelque soulagement. Il rentra une troisième fois , le 17 mai , avec oppression, vomissemens continuels de matières couleur de café , angoisse et douleur poignante à l'épigastre ; il mourut le 20.

Autopsie.

Les poumons très-sains , sans adhérence , mais le pylore et la partie inférieure postérieure de l'estomac, présentaient un squirre cancéreux de la grosseur du poing, adhérence générale de ce viscère avec le foie , qui était tout blanc ; les autres viscères sains.

J'ai observé aussi une phtysie pulmonaire compliquée, d'un squirre au pylore, chez Joseph Jourdan , âgé de 21 ans, bijoutier, entré dans ma salle le 20 octobre 1824 , et mort le 16 novembre ; les bronches étaient infiltrées de pus jusques dans leurs ramifications les plus intimes.

GASTRO-ENTÉRITES.

Vanhelmont avait établi, il y a 300 ans, son ar-
chée ou principe vital ou centre épigastrique, et il
en faisait dériver toutes les maladies Broussais ex-
humant cet ancien système et le rajeunissant, aidé
des travaux de Borden et de Bichat, en fit un nouveau qui a eu beaucoup de vogue, et la science
médicale lui devra quelques lumières utiles; mais
vouloir réduire toutes les maladies à la gastro-entérite, dont toutes les autres affections morbides
ne seraient que des émanations pour ainsi dire,
c'est tomber dans de graves erreurs d'observation.

Ce qu'il y a de vrai dans ce système, c'est que
l'origine de bien des maladies, est dans le grand
sympathique dont le centre est le plexus solaire.
Comme ce nerf est le véritable principe qui donne
la vie et la sensibilité à tous les viscères de la poitrine et de l'abdomen, et qui en dirige les fonctions;
alors il n'est pas étonnant que, si quelques-uns de
ses plexus se trouvent affectés, le viscère qui en reçoit les ramifications, en éprouve de même une altération; il est vrai aussi que, si un de nos viscères se trouve lésé par quelque agent morbide
comme l'estomac, par des désordres dans le régime, ou des substances âcres ou vénéneuses ingé-
rées, le contre coup s'en fait sentir au plexus cardiaque et peut retentir dans plusieurs autres irra-
diations du grand plexus solaire que je regarde
comme le centre du grand splanchnique; de même
que le soleil, placé au centre de l'univers, anime
toute la nature par ses rayons vivifians.

Les gastro-entérites sont très-fréquentes et cela n'est pas étonnant, parce que c'est l'estomac et le tube digestif qui reçoivent constamment l'impression des agens délétères extérieurs. J'en ai passé en revue un très-grand nombre; mais je ne citerai que quelques cas où cette maladie étant compliquée avec une autre, revêtait les formes de celle-ci, et présentait un caractère insidieux.

GASTRO-ENTÉRITE SIMULANT UNE PLEURODYNIE.

Pierre Gondard, de Saint-Flour, remouleur, âgé de 53 ans, d'un tempérament bilieux-sanguin, et buvant beaucoup d'eau-de-vie, entre à l'hôpital le 29 novembre 1823, au huitième jour de sa maladie.

Physionomie triste, teint pâle et sub-ictérique, langue blanche et molle, chaleur sèche, pouls profond et accéléré, douleur pongitive sous les fausses côtes du côté gauche, avec pulsation très-vive à la région épigastrique, oppression des plus intenses, respiration brève et précipitée, toux avec quelques crachats muqueux.

Quinze sangsues sur le côté douloureux, et cataplasme émollient, tisane d'orge et oxymel, looch avec le sirop de pavot.

Le 30, quelque soulagement; on continue la même médication, et du 1er au 8 décembre, état stationnaire. Le 9, nouvelle exacerbation. Saignée généreuse, tisane émulsionnée; les pulsations de la région épigastrique sont tellement fortes, qu'on les distingue à la vue, urines et selles naturelles. La douleur latérale est revenue; cataplasme sinapisé, vésicatoire au bras ; la difficulté de respirer augmente, le pouls est petit, accéléré et concentré. Le 10, quelques frissons récurrens, suivis de toux avec expectoration purulente assez abondante, looch kermétisé. Mort inopinée et subite le 12, sans agonie et par une syncope.

Autopsie.

Les poumons sains, ainsi que les bronches, un énorme polype bifurqué de cinq pouces de long sur six lignes de diamètre, prenait naissance dans le ventricule droit du cœur, et se terminait dans la veine pulmonaire.

L'estomac était plein de gaz; sa membrane externe fortement injectée ; l'interne d'un rouge intense, recouverte d'une couche de pus de plus d'une ligne d'épaisseur.

Le duodénum présentait le même état pathologique, les autres intestins étaient moins enflammés, la rate réduite à la moitié de son volume ordinaire, les glandes mésenteriques étaient dures, squirreuses, et de la grosseur d'une noisette, les autres viscères sains.

Le cerveau légèrement injecté ; il s'est trouvé dans la suture longitudinale, entre la dure-mère et le crâne, un os sézamoïde du diamètre d'une pièce de 20 sous, absolument détaché du pariétal.

L'estomac, distendu, gênait l'action du diaphragme et rendait, par conséquent, la respiration difficile; le polype du cœur devait bien gêner aussi la respiration.

Les crachats purulens venaient entièrement de l'estomac.

GASTRO HÉPATITE.

Il arrive souvent que le foie se trouve compromis avec l'estomac, par la grande connexion qui existe entre ces deux viscères, relativement à leurs fonctions. En voici une observation :

Jacques Richard, menuisier, de Chambéry, 5o ans, souffrait depuis plusieurs années d'une toux sèche, avec oppression. Depuis quelques mois il avait des vomissemens de matières couleur de café, avec douleur à la région hypocondriaque gauche, toux et expectoration puriforme. Entré le 8 décembre 1825, il mourut le 14.

Autopsie.

Les poumons très-sains, l'estomac entièrement épaissi sans aucune trace d'inflammation ; mais toute sa partie postérieure et le pylore formaient un squirre énorme, avec adhérences au diaphragme et au foie. Ce dernier, dur, compacte, d'un volume double de l'état naturel, parsemé, tant à la surface que dans son parenchyme, d'une grande quantité de tubercules adipocireux de la grosseur d'une noisette et même d'un œuf ; la rate n'avait tout au plus que le quart de son volume ordinaire. Le pancréas n'était plus qu'une masse squirreuse ; les intestins dans leur état normal.

HÉPATITE, SPLÉNITE, ENTÉRITE.

J'ai eu des cas nombreux d'hépatite, principalement chez les hommes, avec ictère et parfois ascìte. Dans les cas simples, les sangsues à l'anus m'ont toujours réussi, en ce qu'elles dégagent par cette voie, les embarras de la circulation de la veine porte qu'un vieil allemand, G. Hoffmann, nomme *vena porta, porta malorum;* les boissons subacides, les lavemens et les cataplasmes émolliens, suffisent pour l'ordinaire. J'ai employé avec succès les eaux minérales naturelles de Vals.

J'ai eu plusieurs ictériques, principalement chez les hommes, chez qui elle prend sa source dans le système hépatique. La limonade, la bière animée avec un gros de sous carbonate de soude, le calomélas en pilules et en frictions m'ont constamment réussi.

Chez les femmes, l'ictère provient presque toujours de quelque émotion de l'ame, de chagrins, de passions. Les boissons mucilagineuses et les antispasmodiques obtiennent toujours un bon succès.

J'ai traité un grand nombre de spléuites chroniques chez des malades provenant des cantons marécageux du département de l'Ain, les frictions hydrurgiriques, les pilules de calomélas et de savon, la limonade vineuse et un bon régime terminent heureusement cette maladie.

L'entérite est infiniment plus fréquente chez les femmes que chez les hommes ; elle est presque toujours mortelle chez les vieillards, quand elle a acquis un caractère chronique.

L'observation suivante présente une entéro-péritonite traumatique, jugée par un dépôt :

Joseph Savino, piémontais, teinturier en soie, âgé de 25 ans, entre le 26 mars à l'Hôtel-Dieu. Six jours auparavant il avait été battu et foulé aux pieds. A son arrivée il présente l'état suivant :

Le ventre très-tendu et douloureux, fièvre ardente, urines rares, rouges et difficiles, les testicules tuméfiées, douleurs poignantes dans les intestins : aucune déjection alvine.

Vingt-cinq sangsues sur le bas-ventre, lavemens et cataplasmes émolliens, tisane émulsionnée nitrée. Du 6 au 1er avril, moins de douleurs : même médication, excepté les sangsues.

Le 3, rougeur sur le trajet du cordon spermatique droit : huit sangsues sur cette partie et cataplasme émollient.

Le 6, exacerbation des douleurs intestinales à la suite d'une erreur de régime : vingt sangsues à l'anus, lavemens, etc.

Le 8, disparution des douleurs abdominales : bain tiède entier.

Le 14, quelques douleurs se sont renouvelées à l'aine droite ; nouvelle application de sangsues sur cette partie.

Du 15 au 19, la douleur s'étend de l'aine à la ligne blanche.

Le 20, apparence de fluctuation, avec tuméfaction sous le muscle droit de ce côté : cataplasme animé avec l'alkali volatil fluor.

Du 21 au 26, la fluctuation devient plus patente : six grains de potasse caustique à la partie déclive de la tumeur.

Le 27, je fends l'escarre avec le bistouri, il s'en

écoule une grande quantité de pus. On continue l'application des cataplasmes, et le 19 mai, la plaie étant cicatrisée, le malade sort guéri.

Le dépôt s'était formé entre le péritoine, les muscles et la peau.

PÉRITONITE.

La péritonite est une affection morbide grave, que j'ai observée très-fréquemment chez les femmes, et principalement à la suite des couches. J'en ai vu un nombre assez considérable chez de pauvres malheureuses filles sortant d'accoucher à la Charité, où elles ne reçoivent guères les soins que devraient inspirer la charité chrétienne et le véritable esprit religieux, s'il en existe parmi les sœurs chargées des malades de cet hospice.

L'inflammation du péritoine comme celle de toutes les membranes séreuses, est toujours très-dangereuse si l'on n'y porte promptement remède, car elle se termine ou par gangrène, ou par suppuration, ou, plus fréquemment encore, par épanchement abdominal.

Il faut attaquer vigoureusement cette maladie dès son début, non par des saignées générales, mais en couvrant l'abdomen de sangsues et de cataplasmes émolliens, car sa marche est très-prompte. Si l'on est appelé trop tard et qu'il y ait déjà un commencement d'épanchement séreux, les évacuations sanguinés ne font que l'augmenter, en ôtant au système de la circulation son élasticité et sa force contractile. Les bains, les lavemens émolliens et les boissons de même nature, ne doivent pas être épargnés.

J'en ai vu deux terminées par un abcès métastastique du muscle transverse ou ischio-pubien, que j'ouvris par la potasse caustique.

J'en ai traité deux qui avaient terminé par épanchement, par les frictions hydrargiriques portées jusqu'à une légère salivation. Elles guérirent. L'observation suivante est intéressante :

Jacqueline Joly, femme Calamar, âgée de vingt-neuf ans, avait accouché assez heureusement ; il lui survient une péritonite légère ; elle fait appeler le sieur Guidi, médecin homœopate, qui lui administra la belladonne ; ce remède provoqua aussitôt de convulsions, suivies d'un état apoplectique et d'une hémiplégie complète du côté gauche, avec rétraction des doigts de la main ; l'application des sangsues et des cataplames sur l'abdomen, calmèrent les accidens péritonéaux, un vésicatoire à la nuque, des boissons émulsionnées, l'arnica et le sirop d'éther, rétablirent les fonctions du sensorium. Je lui fis administrer ensuite des douches hydro-sulfureuses sur le côté paralysé, qui amenèrent de l'amélioration et le mouvement de la jambe. La malade sortit le 9 avril 832.

HYDROPISIES, ASCITE TYMPANITE.

Je ne considère point ces affections morbides comme des maladies primitives, mais bien comme des symptômes consécutifs à des maladies antérieures. Ainsi, les épanchemens dans la poitrine, qui constituent l'hydro-thorax sont une terminaison de l'inflammation des plèvres.

L'ascite est le produit de la péritonite, l'hydrocéphale a pour principe l'inflammation des méninges.

Les épanchemens pectoraux et abdominaux gagnent ensuite, par infiltration, le tissu cellulaire; de là l'anasarque, la leucophlegmasie, etc.

L'hydrométrie est une conséquence de l'inflammation chronique de la membrane interne de l'utérus.

Il arrive aussi qu'à la suite de longues fièvres, il se forme dans l'abdomen et dans le tissu cellulaire, des infiltrations aqueuses qui dépendent d'une sécrétion morbide du système lymphatique.

Enfin, la tympanite a pour cause une inflammation chronique du tube intestinal, à laquelle a succédé un état d'atonie de ce viscère.

Ces maladies sont très-fréquentes dans notre hôpital, et surtout l'ascite chez les femmes; elle se termine presque toujours par la mort.

Je citerai deux observations d'ascite que j'ai traité avec succès par le mercure.

Benoît Deville, journalier, de Saint-Hilaire, âgé de vingt-six ans, d'un tempérament lymphatique, atteint d'une splénite chronique, à la suite de longues fièvres intermittentes, entra, le 4 janvier 1825, à l'Hôtel-Dieu, salle Saint-Charles, n. 94; le ventre et les extrémités inférieures étaient très-enflés, les urines rares et rouges, le pouls petit et lent, la langue blanche et humide; boissons nitrées, digitale portée à dix grains, préparations scillitiques, vin blanc diurétique, décoction de quina animée avec l'acide nitrique alcoholisé, etc., sont employés jusqu'au 27 janvier, sans beaucoup de succès.

Le 28, tisane de gramen et 4 pilules mercurielles de Belloste.

Le 29, 5 pilules et frictions sur l'abdomen, avec un gros d'onguent mercuriel fait à demi dose.

Le 30, quelques selles aqueuses : même remède.

Le 31, 6 pilules et frictions.

Le 2 février, 8 pilules et 2 gros onguent mercuriel en friction.

Du 3 au 7, mêmes prescriptions, l'enflure se dissipe; commencement de salivation : on suspend les pilules et les frictions ; pastilles soufrées, gargarismes avec l'acétate de plomb.

L'enflure s'étant dissipée, je reconnais une tuméfaction ou plutôt une fisconie considérable de la rate, sur laquelle on applique un emplâtre de ciguë ; on donne une nourriture fortifiante au malade ; les forces reviennent, et il sort le 4 mars, en bon état.

André Montilliet, âgé de 38 ans, cultivateur, de St-Jean-de-Turigneux, département de l'Ain, avait eu en 1822, une fièvre tierce des marais, qui avait duré 10 mois, et se termina par une diarrhée bilieuse. La fièvre reparut et dura 3 mois d'automne. Une purgation drastique détermina un épanchement séreux dans l'abdomen, avec infiltration des cuisses et des jambes. Il entra le 6 janvier 1824, à l'hôpital. Oppression, toux sèche, peu de sommeil, soif ardente, pouls lent, petit et irrégulier,

peau sèche et froide, douleur sourde à l'hypo-
condre gauche, fluctuation très-sensible dans l'abdomen, du reste l'appétit est bon.

Mêmes prescriptions diurétiques qu'au malade
précédent; jusqu'au 2 février, sans plus de succès,
les remèdes les plus actifs n'agissaient pas plus que
sur la matière morte.

Le 3 février, je commençai à prescrire 4 pilules
de Belloste, de cinq grains chaque; j'en portai successivement la dose jusqu'à 10, et des frictions mercurielles de 1 à 2 gros par jour, sans produire de
salivation. La parotide droite se tuméfia considérablement, il s'y forma un dépôt qui s'ouvrit
en dehors. L'anasarque disparut graduellement
ainsi que l'épanchement abdominal. La toux
et l'expectoration cessèrent aussi graduellement. Le
malade reprit ses forces avec un régime analeptique, et il sortit le 15 mars, parfaitement rétabli.

Il prit en 45 jours, 2 onces d'onguent mercu-
rielle et plus d'un gros de mercure en pilules, sans
éprouver de salivation.

TYMPANITE.

La tympanite qui succède à une entérite aiguë
est ordinairement mortelle, celle qui succède à
une indigestion se dissipe par l'émétique, ou les
purgatifs. Celle qui est due à un état asthénique
du tube digestif est guérissable par les toniques.
En voici une observation :

Antoinette Dumester, femme Cartery, de Lyon,
âgée de 75 ans, passementière, malade depuis

deux ans, éprouvait depuis quelque temps un gonflement ou embarras dans l'abdomen, qui s'est changé en une vraie tympanite. Elle entre le 28 août 1829, dans ma salle. Le ventre est énormément distendu et dur, les intestins étaient tellement boursouflés, qu'on distinguait facilement leurs circonvolutions, surtout pour le colon transverse, avec difficulté énorme de respirer, menaces de suffocation, point d'évacuations alvines.

On l'avait traitée chez elle avec les sangsues, les cataplasmes émolliens et les lavemens de même nature, non-seulement sans succès, mais même avec exaspération de la maladie.

Après avoir prescrit de mon côté la limonade minérale, les lavemens d'oxycrat froids, le calomélas; j'entrepris, le 12 septembre, un traitement stimulant avec ce que nos anciens médecins nommaient carminatifs. L'eau de menthe poivrée, le sirop d'écorce d'orange et 40 gouttes de teinture martiale tartarisées. Dès-lors, amendement considérable des symptômes qui diminuent progressivement et disparaissent tout-à-fait. La malade sortit en pleine santé, le 16 octobre.

Dans cette observation, il est certain qu'une inflammation précédente des intestins, avait été suivie d'une asthénie complète de ce viscère, par l'application du grand nombre de sangsues, à son âge de 75 ans, et que les toniques y rappelèrent la vie et les fonctions.

CHOLÉRA ORDINAIRE ET INDIEN.

Le choléra européen est peu fréquent dans

notre hospice, on ne le voit guère, que lorsque le thermomètre s'élève au-dessus de 26 degrés. En voici une observation :

Marie Michel, âgée de 33 ans, dévideuse, sujette aux affections catarrhales et aux coliques utérines, est attaquée subitement et sans cause connue, dans la nuit du 18 au 19 juin 1832, époque où le choléra indien régnait dans plusieurs départemens de la France, de violentes coliques, avec vomissemens aqueux et bilieux, sans déjections alvines ; on l'apporte à l'Hôtel-Dieu, dans ma salle, le 19 matin.

Pâleur extrême, visage décomposé, les orbites bleuâtres, la peau et les extrémités froides, la langue pâle et molle, le ventre tendu, ballonné et douloureux, anxiété extrême, les vomissemens fréquens, fièvre, pouls serré, petit et extrêmement vite, point de mal de tête : l'anti-émétique, les lavemens laudanisés, les cataplasmes ne font aucun effet. La glace suspend momentanément les vomissemens, mais, ce ne fut que le 25, que la bière prescrite en boisson les arrêta tout-à-fait, et ce ne fut que le 2 juillet, que des lavemens avec la solution de sulfate de soude provoquèrent quelques selles ; du 3 au 15, progrès à la guérison, tisane émulsionnée, bouillon de poulet, potions calmantes ; on augmente le régime, et la malade sort le 15 juillet, tout-à-fait rétablie.

J'ai éprouvé dans plusieurs cas de choléra, et surtout chez la femme du tambour-major, du 10ᵐᵉ régiment d'infanterie, en garnison à Lyon, en 1830, qu'on m'apporta mourante à l'hospice.

J'ai éprouvé, dis-je, les excellens effets de la bière,
pour calmer les vomissemens, et sa supériorité
sur l'anti-émétique de Rivière, en ce qu'elle fournit un gaz acide carbonique bien plus considérable,
et qui se maintient plus long-temps en son état
dans la bière, parce qu'il y est enveloppé dans le
mucilage de cette liqueur.

Ce mois de juillet était très-chaud, le thermomètre s'était élevé vers le 16, à 26 degrés et 1/2 de
Réaumur, au nord et à l'ombre, et à 31 au soleil.
Le vent du sud dominait avec une chaleur étouf-
fante, il y eut un grand nombre de cholériques
ordinaires et des cholérines; j'en eus jusqu'à 26 dans
ma salle de 60 femmes. J'avais à la salle St-Jean,
une colique néphrétique, et 3 coliques saturnines.

CHOLÉRA INDIEN.

Le 18 juillet, on m'apporta à l'hospice, une
femme presque mourante attaquée du choléra
indien.

Barbe Rousset, veuve Desjardins, âgée de 62
ans, grande, maigre, tempérament bilieux,
jouissait d'une bonne santé. Le 17 juillet, soir
elle alla se baigner dans le Rhône, et s'y plongea
jusqu'à la ceinture, mais, au bout de 10 minutes,
se sentant saisie d'un frisson, elle sortit du fleuve,
s'habilla, retourna chez elle et soupa avec des
haricots verts en salade, puis elle se coucha. Mais,
peu d'heures après, elle éprouva des coliques et
des nausées, elle vomit ses alimens et eut plusieurs selles aqueuses : on lui donna du thé; mais

des évacuations énormes , *infrà et suprà* , s'étant ma-
nifestées , elle fut transportée le 18 , dans ma salle.
Voici son état :

Le pouls dûr , plein et accéléré , la région épigastrique douloureuse , lavemens , cataplasmes et
potions calmantes.

Les 19 , 20 , 21 et 22 se passèrent avec apparence
d'amélioration. Les selles et les vomissemens
s'étaient calmés , le ventre souple , fièvre très-mo-
dérée.

Elle accusa de l'appétit ; on lui donna quelques
cuillerées de crême de riz , très-légère ; mais , le
23 matin , après une nuit agitée , je la trouvai avec
la face grippée , les yeux caves et un peu vitrés , le
mouvement des paupières lent comme quelqu'un
qui veut s'endormir. Les orbites bleuâtres , le nez
et la langue froids ; sueur glaciale au front , le
ventre ballonné ; les extrêmités visqueuses et d'un
froid glacial ; la peau était comme celle d'une gre-
nouille sortant de l'eau ; lorsqu'on la pinçait elle ne
se rétractait point : aphonie , crampes récurrentes
dans les mollets. La malade avait peine à articuler
quelques mots , elle pousse de profonds soupirs ,
vomissemens bilieux , déjections involontaires de
même nature , les ongles plombés.

A 11 heures du matin , les bras prennent une
teinte cuivrée , soif ardente , crampes plus fréquentes. A 4 heures , tout le corps est froid , assidé-
ration du pouls , dont on ne sent nulle part les
battemens.

Je lui applique sous l'aisselle , un thermomètre
de bain , marquant à l'ombre , 19 degrés et demi ,

en 10 minutes, il tombe à 15 degrés et demi. Je le reprends dans ma main, où en cinq minutes, il remonte à 21 degrés.

A 6 heures, le froid, les vomissemens, les selles et les crampes augmentent, malgré tous les secours les plus actifs administrés à l'intérieur et à l'extérieur. Vers 10 heures, contractions violentes des membres inférieurs et supérieurs. Mort à 11 heures, sans délire, après 19 heures de l'invasion du choléra.

Autopsie.

Le corps sans roideur, les 2 avant-bras cuivrés, les ongles très-violets, les yeux cernés de bleu, l'abdomen ballonné.

Traces d'entéro-péritonite sans épanchement, injection de la membrane externe des intestins et de l'estomac, celle intérieure dans l'état sain.

Les glandes de Brünner, sont d'une grosseur double de celle naturelle; petit dépôt superficiel au sommet du lobe droit du foie, dont le parenchyme est sain de même que les poumons; la vessie vide, l'estomac et les intestins remplis d'un fluide aqueux jaunâtre, semblable à celui rendu par les vomissemens et les selles.

Je ne ferai aucune observation sur la nature et le siège primitif de cette maladie; les mémoires et les dissertations nombreuses qu'on a publiés à cet égard, ne nous ont encore rien appris de satisfaisant.

COLIQUE SATURNINE.

Je n'ai jamais observé cette maladie chez les

femmes, mais j'en ai eu un assez grand nombre chez les hommes. Je n'en citerai qu'une ou deux observations courtes.

Paul Baldus, suisse, âgé de 46 ans, pileur de drogues, entre le 24 septembre 1824, dans ma salle, attaqué d'une violente colique, après avoir pilé de la céruse, durant plusieurs jours. Ventre excessivement dur, constipation opiniâtre, depuis huit jours, douleurs abdominales, soif ardente, apyrexie.

Dix-huit sangsues à l'anus, cataplasmes émolliens, limonade nitrée, et trois lavemens, avec un gros et demi de laudanum, dans les 24 heures, mirent bientôt fin à cette colique; et le malade sortit, le 30 septembre, parfaitement rétabli.

J'ai traité par les mêmes moyens, plusieurs autres cas semblables, et notamment

Antoine Cheron, âgé de 49 ans, pileur de drogues, qui entra à l'hôpital, le 24 janvier 1824, et qui sortit guéri le 27 du même mois.

François Poizat, peintre, entré le 15 novembre, même année, et sorti le 30; et Antoine Borduche, âgé de 28 ans, pileur de drogues, entré au lit no 109, salle St-Charles, le 20, même mois, et sorti le 26 suivant.

DYSSENTERIE JUGÉE PAR UN DÉPÔT.

Claude Rolland, âgé de 28 ans, maçon, entra le 8 septembre 1824, à l'Hôtel-Dieu, affecté depuis quelques jours d'une dyssenterie qui cessa subitement. Je pris le service de cette salle, le 1er octobre. Je trouvai le ventre ballonné, avec douleurs simulant une péritonite : lavemens et cataplasmes émolliens , tisane mucilagineuse. Cessation du météorisme ; mais , le 4 , j'observai une tumeur rénitente , de la grosseur d'une orange , à la région sus-pubienne, au-dessous des muscles droits , assez profondément. Sangsues et cataplasmes émolliens , la tumeur devient fluctuante. Le 6, frictions avec le liniment volatil. Le 8, fluctuation au centre de la tumeur. Le 9, on l'ouvrit avec le bistouri , il s'en écoula un tiers de litre de pus , on entretint la suppuration pendant 8 à 10 jours , elle cessa progressivement , puis se ferma , et le malade sortit guéri , le 25.

CYSTITE ET NÉPHRITE.

Les maladies des reins et de la vessie se sont présentées rarement dans mes salles. Je n'en ai pu recueillir qu'une seule observation intéressante ; la voici :

Pierre Pélerin , âgé de 26 ans , fondeur en cuivre , très - adonné au vin et aux femmes , avait eu plusieurs gonorrhées traitées empyriquement ; il entra à l'Hôpital , le 14 novembre 1824 , avec fièvre , diarrhée, urines rares et brûlantes dysurie, ventre dur et douloureux , douleur latérale à droite , pouls petit , physionomie triste , visage terreux ; tisane émulsionnée nitrée , cataplasmes émolliens , potion calmante.

Du 16, les urines plus faciles , mais cependant rendues avec épreintes , injections de solution de sous-carbonate de potasse , d'après la méthode de Mascagny.

Le 18, analysé les urines. L'acétate de plomb a produit deux précipités ; d'abord, du pus très-formé qui s'est porté au fond du verre, et de l'albumine concrétée qui tenait le quart du liquide, et qui était bien séparée au-dessus du pus, ce qui me confirma dans le diagnostic d'une cistite passée à la suppuration ; on continue les mêmes médications. Des douleurs pongitives à la région lombaire, me font présumer que les reins étaient compromis comme la vessie. Constipation opiniâtre ; lavemens. On continua les remèdes jusqu'au 20, mais inutilement ; le malade mourut le 21.

Nécropsie.

La vessie squirreuse contenant plus d'une livre de pus mêlé de sang, les reins et les capsules surénales en pleine suppuration, la membrane péritonéale qui revêtait celles-ci était détruite, les deux urétères dans un état squirreux et remplis de pus, l'épiploon atrophié, le foie légèrement enflammé, le système digestif et les autres viscères dans leur état normal.

MALADIES DE L'UTÉRUS.

Les squirres et cancers utérins sont assez fréquens à l'Hôtel-Dieu. Durant 7 ans de ma pratique, dans les salles des femmes fièvreuses, j'en ai eu 41 dont 33 se sont terminés par la mort, et 8 sont restés stationnaires jusqu'à la sortie des malades.

Les métrites sont fréquentes, soit à la suite des couches à la Charité où les filles sont traitées avec assez de brutalité ; soit à la suite d'avortemens traumatiques, manœuvre criminelle pratiquée par certaines sages-femmes bien connues, dont on devrait faire justice sévère.

Les mois de février et mars de 1827 furent froids et pluvieux, avec une variation étonnante dans la température. Le thermomètre fut tour à tour à 8 degrés au dessous de zéro, et à 10 degrés au dessus. Près de 15 métrites puerpérales furent admises dans ma salle ; les deux tiers provenaient de la Charité. Plusieurs de ces maladies étaient accompagnées d'inflammation et d'induration consécutives des ligamens droits antérieurs de l'utérus. Le cautère potentiel et les frictions hydrargiriques me réussirent constamment dans ce dernier cas. J'eus notamment :

Marie Argout, âgée de 22 ans, entrée le 16 février, et sortie le 7 avril.

Pierrette Merle, âgée de 24 ans, entrée le 9 mars, sortie le 27.

Jeanne Bonnet, âgée de 24 ans, entrée le 16 février, sortie le 31 mars.

Georgette Vivier, âgée de 33 ans, entrée le 16 février ; sortie le 27 mars.

La métrite se jugea par un dépôt à la région gauche inguinale, que j'ouvris par la potasse caustique.

Françoise Grenaud, âgée de 42 ans, entrée le 6 mars, sortie le 21.

Les mois de janvier et février 1828, ne furent

5

pas moins féconds en métrites puerpérales. J'en eus 11 dans ma salle, entre autres:

Jeanne Eynard, âgée de 36 ans, à la suite d'un accouchement laborieux. La métrite fut accompagnée d'une fièvre pernicieuse ataxique, que je traitai par le quina et les potions antispasmodiques; entrée le 12 janvier, elle sortit rétablie, le 25 février.

Catherine Prieur, âgée de 31 ans, après un accouchement laborieux, entrée le 12 janvier, et sortie le 8 février.

Marguérite Fourniers, âgée de 26 ans, entrée le 25 janvier, sortie le 16 février.

Claudine Cusin, âgée de 32 ans, après un avortement, à 3 mois, entrée le 14 février, morte le 9 mars, par suite d'une erreur de régime.

LIPOME DE L'UTÉRUS.

Marie Secrétan, fille âgée de 62 ans, entra à la salle Montazet, le 24 septembre 1824, avec un catarrhe pulmonaire intense; tuméfaction considérable entre le pubis et le nombril; le ventre était dur et rénitent; la tumeur était indolente et avait grossi graduellement depuis près de 9 ans, elle ne lui causait qu'un sentiment de pesanteur et rendait les digestions très-difficiles; la malade mourut le lendemain 25.

Ouverture du cadavre.

Le cerveau sain; injection très-légère de l'arachnoïde, les poumons hépatisés, avec des adhérences très-anciennes aux plèvres, le cœur plein de sang, le tube digestif assez injecté.

L'utérus ouvert, contenait une tumeur enve-
loppée d'une membrane fortement adhérente avec
celle interne du viscère dont elle recevait des vaisseaux sanguins. Cette poche kysteuse renfermait
une masse blanche inorganique de la consistance
du suif, avec des portions ossifiées, pesant 6 livres
médicales, c'était de l'adipocire.

NYMPHOMANIE.

Elizabeth Pahu, femme Schwartz, âgée de 33
ans, devenue enceinte pour la 4me fois, éprouva
vers le 6me mois de grossesse quelques légères alié-
nations mentales, suivies d'un assoupissement
profond et continuel. Appelé le 12 mai 1826, à
trois heures du matin, près d'elle. Je la trouvai au
lit, assoupie, ayant avorté et accouché d'un enfant
au 7me mois, sans qu'elle s'en fût aperçue. J'opérai
l'extraction du placenta, les écoulemens eurent
lieu comme à l'ordinaire; mais au bout de 40 jours,
elle prit de violens accès de fureur utérine, au
point de saisir son mari, de force, par les parties
génitales pour l'obliger au coït. Appelé auprès d'elle,
elle avait les yeux brillans, la physionomie très-
animée, la langue sèche, la bouche haletante, la
peau brûlante, le pouls fort et accéléré, et des
mouvemens spasmodiques violens se faisaient sentir
dès qu'on lui touchait l'abdomen; cependant il n'y
avait plus d'aliénation mentale, elle me dit qu'elle
éprouvait un si violent prurit aux parties génitales,
qu'elle croyait qu'un régiment entier ne suffirait
pas pour l'assouvir, elle sentait une chaleur brûlante à l'intérieur et avait une altération très-grande.

Les bains, le petit lait, les saignées, la diète furent prescrits sans aucun succès. Je tentai alors un moyen qui me fut suggéré par le souvenir de celui employé par une dame, pour faire cesser le rut chez une petite chienne qu'elle avait. A l'époque où cet animal entrait en chaleur, elle lui cautérisait les parties génitales avec une aiguille de bas rougie au feu : ce qui mettait aussitôt fin à cet état.

Cette femme fut amenée à l'Hôtel-Dieu, dans ma salle, là je lui cautérisai avec le nitrate d'argent, le clitoris et les petites lèvres, pendant trois jours consécutifs, en faisant suivre chaque cautérisation par des lotions d'eau de mauve. Dès la 2me opération, tous les symptômes de nymphomanie disparurent, et la malade sortit parfaitement guérie.

Quelques mois après, elle rentra dans ma salle, avec une péripneumonie, à son 13me jour qui avait dégénéré en pulmonie avec suppuration à laquelle elle succomba.

DIABETÈS.

Cette affection morbide est fort rare à l'Hôtel-Dieu, je n'ai eu que le cas dont je vais rapporter l'observation :

Marie Bastien, d'Irigny, âgée de 31 ans, tempérament lymphatique, ouvrière en soie, n'était plus réglée depuis 2 ans. Elle entre à la salle des blessés, en janvier 1827, se plaignant de maux d'estomac. On lui appliqua 240 sangsues, sur l'épigastre ; dès-lors, abattement considérable de forces ; et il survient un diabetès bien prononcé, rendant 10 à 12 litres d'urines claires, dans les 24 heures. Elle entra le 21 mars, dans ma salle. Maigreur extrême, pâleur générale, soif inextinguible, pouls petit et très-lent, ne donnant que 48 pulsations par minute, le ventre est tendu et douloureux. Limonade minérale, opium, puis le carbonate d'Ammoniaque, à 2 gros par jour, magnésie ; tous ces remèdes sont sans succès.

Le 7 avril, je prescrivis 2 gros de pommade hydrargirique forte, en frictions sur l'abdomen et les reins. Ces frictions furent pratiquées pendant 14 jours, on employa 3 onces 1/2 de pommade, contenant une once six gros de mercure. Au 15me jour, la salivation se manifeste, les urines diminuent notablement, le ventre s'affaisse. Comme il y avait constipation, je prescrivis 6 pilules d'Anderson. Je tempérai la salivation avec des gargarismes d'acétate de plomb.

Les urines reprirent leur cours ordinaire, la salivation cessa. Je mis la malade à l'usage du lait sucré, et peu à peu à un régime analeptique; elle sortit bien rétablie le 21 mai.

§ IV.

RHUMATISMES.

Bien des médecins prétendent que les rhumatismes inflammatoires ne se terminent jamais par suppuration. Quant à moi, d'après l'expérience que j'en ai, et les observations que j'ai recueillies, j'admets que le rhumatisme inflammatoire peut, comme dans toutes les autres inflammations, se terminer par suppuration, surtout, quand il se manifeste dans les tissus fibreux musculaires. J'en donnerai plus loin la preuve.

Les affections rhumatismales sont très-communes à Lyon ; d'abord, à cause de l'humidité du climat et de la malpropreté des rues ; ensuite parce qu'on se hâte d'habiter des maisons dont la construction est à peine terminée. Les femmes y sont bien plus sujettes que les hommes.

François Cartot, âgé de 16 ans, maçon, entra à l'Hôtel-Dieu, le 5 mai 1824, se plaignant d'une vive douleur tout le long de la partie externe de la cuisse gauche, depuis près de 10 jours, et une toux légère ; application de cataplasmes émolliens qui le soulagent. Peu à peu survient une douleur au genou droit, qui cesse ; mais, vers le 18 du mois, la toux s'exaspère avec oppression et infiltration des cuisses, diminution notable des urines. Enfin, le 24 mai, après plusieurs erreurs de régime, le malade meurt subitement, ayant mangé une brioche chaude.

Autopsie.

Hépatisation et forte adhérence du poumon gauche qui, ainsi que la plèvre étaient recouverts d'une lymphe puriforme, et un litre d'épanchement séreux dans la cavité de la poitrine. Traces d'une vive inflammation de la membrane interne de l'estomac qui n'avait pas digéré la brioche.

Infiltration considérable de pus dans la cavité du bassin. Un vaste dépôt s'était formé dans l'articulation iléo-fémorale, la capsule et son ligament étaient détruits ainsi que portion du cartilage qui recouvre la tête de l'humérus qui est détachée de dedans la cavité, et qui est, ainsi que l'os, divisée en deux, comme si elle eût été fracturée. Le tissu spongieux de l'os infiltré de pus, le dépôt avait poussé des sinus ou clapiers ; il contenait au moins un demi-litre de matière purulente.

Le tissu cellulaire de la cuisse, infiltré de lymphe coagulée ; l'articulation du genou gauche très-enflammée, avec épanchement considérable de synocrie dans la capsule articulaire.

Ce qu'il y a d'étonnant, c'est que le malade se plaignait peu de sa douleur à la cuisse droite, et qu'il fut venu seul et sans aide, à l'Hôtel-Dieu, tandis qu'il se plaignait vivement de la cuisse gauche, sur laquelle il restait constamment couché.

RHUMATISME MUSCULAIRE PASSÉ A LA SUPPURATION ET A LA GANGRÈNE.

Elizabeth Joyer, âgée de 25 ans, de Colonges, cultivateur, tempérament nerveux et bilieux, accoucha pour la 1ʳᵉ fois, le 1ᵉʳ avril 1828 ; couchée dans un appartement humide, elle contracta au bout de cinq jours de vives douleurs dans les muscles et surtout dans la cuisse et la jambe gauches. Elle entra le 8 à l'hôpital, ces parties étaient enflées et très-douloureuses, avec chaleur ardente : 20 sangsues au genou et à la cuisse, cataplasmes émolliens, la physionomie est triste, le visage et la peau sont de couleur ictérique.

Les bras et le côté droit qui étaient douloureux furent subitement débarrassés vers le 18 mai. La cuisse et la jambe gauches restèrent tuméfiées, avec douleur lancinante; insomnie, fièvre, pouls petit et serré, douleurs abdominales. On pratiqua des frictions avec le baume tranquille, et l'on appliqua des cataplasmes émolliens sans aucun soulagement : une tumeur profonde paraissait poindre à la partie interne moyenne de la cuisse, on y appliqua quelques grains de potasse caustique. Le lendemain on fend l'escarre d'où il sort un peu de pus. Le 6 mai, on pratiqua sur tout le membre malade des frictions avec la pommade hydrargirique. Elles furent continuées pendant 10 jours sans succès ; des douleurs atroces se font sentir dans la cuisse, le genou et la jambe qui empêchent la malade de se mouvoir. Il se forme un escarre au sacrum qui devient gangreneux. Le 16 mai on aperçoit une fluctuation profonde au dessus du genou, on l'ouvre avec le bistouri, il en sort une quantité énorme de pus.

Le 26, il se fait une ouverture à la partie inférieure et interne de la cuisse, au dessous de la plaie produite par le caustique. Ces deux plaies donnent chaque jour plus d'un demi-litre de pus. La malade s'affaiblit considérablement ; on donne le quina qu'elle ne peut supporter ; on ranime les forces avec le vin d'Espagne ; on frictionne le membre malade avec l'alcool camphré chaud.

Mais vers le 12 juin, les traits de la malade se décomposent, le visage se tuméfie, le pouls très-petit. Le 14; une large échymose violette couvre la paupière supérieure de l'œil droit : froid des extrêmités et mort dans la nuit du 15 au 16.

Une heure après la mort, le corps se couvre de stygmates gangreneux, avec une odeur cadavéreuse si infecte, qu'on est obligé d'enlever sur-le-champ le cadavre, et de le porter au dépôt.

§ V.

MALADIES GÉNÉRALES. — FIÈVRES.

On est encore bien peu d'accord sur la fièvre et surtout sur la fièvre essentielle. Voici à cet égard ma profession de foi :

Je ne reconnais aucune fièvre essentielle, c'est-à-dire, qui n'ait pas d'origine dans quelqu'un de nos organes. J'ai fait en Italie une étude particulière des fièvres continues et intermittentes ; et des recherches longues et assidues m'ont conduit à reconnaître leur siége ou plutôt leur origine primitive dans la lésion morbide du plexus solaire et de ses ramifications.

La fièvre est une affection morbide de ce système : elle est *une* ; et toutes les divisions qu'on en a faites n'ont servi qu'à compliquer l'étude de la médecine. Je dis qu'elle est *une*, parce que dans toutes les maladies elle se manifeste toujours dès le début par les mêmes symptômes : pandiculations, frisson, froid, cardialgie, nausées, etc., qui sont tous dépendans du système nerveux. De là l'affection morbide se propage par irradiation aux divers systèmes splanchniques, et celui qui

est le plus faible ou le plus prédisposé à en recevoir une impression plus forte, éprouve un désordre dans ses fonctions, et de là un état morbide,
tel que la gastrite, l'hépatite, l'entérite, etc.

Il arrive aussi que nos différens organes peuvent
être directement affectés par des agens morbides
externes, tels que l'air dans l'acte de la respiration,
les émanations méphitiques, les alimens, les exercices violens, les chutes, les blessures; alors la
sensation morbide se porte en sens contraire de la
périférie au centre, et détermine la réaction fébrile
du grand sympathique.

Ces phénomènes sont d'autant plus faciles à
concevoir, quand on connaît parfaitement les fonctions et les communications que ce grand nerf a
avec tous nos organes, quand on sait qu'il leur
donne la vie, le mouvement et le pouvoir d'exercer leurs diverses fonctions, et qu'enfin ces organes ne sauraient jouir de leur propriété vitale,
et qu'ils n'auraient ni sensibilité, ni irritabilité,
ni mouvement, ni vie, sans la communication
intime qu'ils ont par le moyen des ganglions éma-
nés de ce grand nerf mystérieux.

J'ai développé ce système dans un Mémoire
adressé à l'Académie royale de médecine de Paris.

Les fièvres sont très-fréquentes dans l'hôpital,
surtout celles désignées sous le nom de tierces et
quartes. La plupart des sujets qui en sont atteints
viennent des pays marécageux du Forez, du Dau-
phinée et de la Dombe.

Les fièvres adynamiques, ataxiques et pernicieuses sont rares. Ce sont ces trois espèces qui manifestent le plus évidemment leur origine dans le grand système trisplanchnique.

Je ne rapporterai aucune observation de ces diverses fièvres qui ne m'ont rien présenté d'extraordinaire; lorsque j'ai pu les observer dès leur début, je les ai toujours traitées avec succès par des antispasmodiques internes et externes. Dans les autres cas, j'ai suivi la méthode rationnelle. Les fièvres intermittentes du printemps cèdent souvent à l'emploi de la potion stibio-opiacée, dite de Peysson, et sans quina; celles d'automne se guérissent toujours par le sulfate de quinine.

§ VI.

MALADIES EXANTHÉMATIQUES.

Cette grande famille présente constamment de nombreuses et intéressantes observations dans l'Hôtel-Dieu. Cependant, la variole y est bien plus rare depuis 15 ans, et rien ne saurait mieux prouver l'efficacité de la vaccine comme préservatif de cette funeste maladie. Bien plus encore : c'est qu'on voit les sœurs et les jeunes chirurgiens qui ont été vaccinés, toucher les malades varioleux, les panser, les approcher constamment, sans jamais contracter la maladie.

Quelques médecins anglais et genevois ont prétendu que la vaccine n'avait de vertu préservative que pendant dix ans. C'est une erreur que l'expérience journalière dément. Mon fils qui avait été vacciné, depuis 18 ans, faisait le service d'interne, dans la salle des militaires de l'Hôtel-Dieu, en 1826; il y avait constamment de 15 à 25 varioleux qui, presque tous, avaient des vésicatoires à panser. Il ne contracta point la maladie. Cette vérité est confirmée par les nombreuses expériences tentées par le professeur Sacco de Milan, et qu'il a consignées dans sa savante dissertation latine, lue en 1832 à l'académie de Vienne.

Je n'ai observé qu'un assez petit nombre de varioles dans mes salles, et le traitement en était extrêmement simple. Je ferai part seulement de trois observations qui méritent d'être rapportées.

M. Serre, médecin de l'Hospice de la Pitié, essaya, en 1824, de traiter la variole par la méthode *éclotrique* (avortement). En cautérisant les boutons varioliques, avec le nitrate d'argent, sous prétexte de changer le mode d'inflammation et d'empêcher la réaction purulente. Le docteur Bretonneau l'avait essayé dès 1817, et appelait sa méthode *diphtérique*.

Je ne tardai pas à avoir l'occasion d'expérimenter cette méthode.

Jean Roulph, cultivateur de Queillez (Hautes-Alpes), âgé de 29 ans, non vacciné, entré à l'Hôtel-Dieu, le 3 octobre 1824, au 1er jour d'une forte éruption variolique. Le lendemain, je fais cautériser les pustules du visage, par une solution de nitrate d'argent assez légère. Dans la nuit, les pustules s'enflamment; il survient une tuméfaction érysipélateuse de la face. Le 5 matin, fièvre brûlante et délire; le 26, il fallut appliquer sur-le-champ

20 sangsues au cou. La variole, après avoir fait un cours très-orageux, se jugea par un dépôt au bras gauche au dessous du muscle deltoïde, large comme la paume de la main qui, après une sup puration abondante, prit un caractère gangreneux ; on pansa la plaie avec la décoction de quina alcoo- lisée et camphrée. Le malade ne fut rétabli, et ne sortit que le 3 décembre suivant.

VARIOLE COMMUNIQUÉE PAR UN ENFANT VACCINÉ.

Françoise Gaillard, 16 ans, de Charolles, entra, le 7 février 1827, dans ma salle, avec fièvre ar- dente, vomituritions bilieuses et violente cépha- lalgie ; non vaccinée. Le lendemain, éruption de boutons varioliques. On la met coucher avec sa sœur qui était entrée peu de jours auparavant, et affectée d'un léger catarrhe. Elle était âgée de 6 ans, et avait été vaccinée. Je les laissai toutes deux dans le même lit, pour éprouver si cette dernière contracterait la maladie. Elle demeura avec sa sœur jusqu'au 6me jour. La petite vérole était discrète, elle fit son cours régulier ; il ne parut aucune éruption. Je lui fis prendre un bain chaud, et je la fis coucher dans un lit à l'autre bout de la salle, fort éloignée de Françoise, avec une petite orphe- line nommée Louise Moulins, âgée de 5 ans, non vaccinée, et qui n'avait qu'un léger catarrhe ; mais, le 20 février, des symptômes de variole se mani- festèrent chez cet enfant, et la maladie fit son cours réglé. Je lui laissai pour compagne Thérèse, pendant les six premiers jours de l'éruption ; en- suite, je la fis placer seule dans un lit. Les 2 varioleuses guérirent, et Thérèse ne contracta pas la maladie ; mais il est présumable qu'elle en apporta le virus et le communiqua à l'enfant Moulins.

ÉRYSIPÈLES.

L'érysipèle est plus fréquent chez les femmes que chez les hommes. Cette maladie ne m'a présenté aucune observation bien intéressante, Le traitement employé par Petit et quelques autres, qui consiste à appliquer un vésicatoire au centre, m'a fort mal réussi une fois sur la jambe d'un malade auquel il provoqua un ulcère de mauvais caractère, que j'eus bien de la peine à rappeler à la guérison.

Les frictions mercurielles, si vantées, ne m'ont pas réussi : elles ont menacé plusieurs fois de faire rétropulser cet exanthême, et si on les a vu réussir, c'est plutôt parce qu'on avait pratiqué préalablement de fortes évacuations de sang, et administré le tartre-stibié en lavage. Je ne citerai ici que l'observation suivante d'un érysipèle phlegmoneux :

Joseph Platos, ouvrier en soie, âgé de treize ans, entra, le 18 octobre 1823, dans ma salle, ayant un érysipèle facial, avec fièvre ardente, et céphalalgie. Saignée, limonade : la maladie suit son cours, mais le 29, une grande douleur se manifeste au dessus du pariétal gauche : on rase la partie et l'on y applique des cataplasmes émolliens.

Le 2 novembre, je fis ouvrir ce dépôt qui avait au moins trois pouces de diamètre, il en sortit beaucoup de pus mêlé de sang ; dès-lors, la fièvre et le mal de tête disparurent, la plaie suppura jusqu'au 15, elle se ferma peu à peu, la peau reprit son adhérence, et le malade sortit le 22, bien rétabli.

SUETTE MILLIAIRE.

Maladie assez rare dans l'hôpital : je n'en citerai que l'observation suivante :

Jean Dupuis, garçon cafetier, âgé de seize ans, prend un purgatif, dit de précaution : le même jour, frisson, froid des extrémités, céphalalgie, soif la nuit, fièvre, insomnie, inquiétude, chaleur interne et gastralgie. Il entre, le 21 mars 1824, dans ma salle : infusion de tilleul miellée.

Le 22, prurit intolérable la nuit et le matin, éruption milliaire. Limonade cuite, chaude : sueur abondante qui se maintient constamment pendant douze jours. Le 5 avril, épistaxis abondant; dès-lors, cessation du mal de tête, diminution de la chaleur et de la sueur, disparution successive de tous les symptômes, et le malade sort le 11 en santé.

PEMPHIGUS.

L'origine et les causes de cette singulière maladie, sont encore inconnues, et nous n'avons guères d'autres éclaircissemens à cet égard, que la monographie qu'en a donnée le docteur Gilibert fils. Je ne l'ai observé qu'une fois, en huit ans, à l'hôpital de Milan, et une fois dans mes salles. En voici l'observation :

Marie Poncet, âgée de 17 ans, ouvrière en soie,

entra, le 6 mars 1827, dans ma salle, avec une éruption pemphigoïde aux bras et aux jambes, depuis dix jours : elle n'avait pas de fièvre ; les vésicules étaient de différentes grandeurs, depuis celle d'un pois jusqu'à celle d'une noix ; les unes étaient pleines de lymphe, d'autres de sang, et d'autres de pus mélangé de sang. Après avoir essayé le petit-lait, les purgatifs, je passai aux pilules de Belloste, puis au calomélas, que je portai de six à 15 grains par jour, sans avoir pu exciter la salivation. Je tins la malade à la diète blanche sans succès, les bains tièdes causaient beaucoup de douleur. Enfin, les bains hydro-sulfureux firent disparaître progressivement la maladie, qui fut complètement terminée, après 54 jours, et la malade sortit guérie le 2 juillet.

Cette maladie traitée à Milan, durant 3 mois, par les sudorifiques, les antimoniaux, puis par la méthode du contre-stimulus, n'était point guérie à mon départ. J'essayai d'inoculer l'humeur vésiculaire à un chien, à un chat, à un lapin et à un pigeon ; mais la maladie ne se détermina point chez ces animaux.

SCORBUT AIGU, MORBUS MACULOSUS DE WERLOFF.

J'ai recueilli plusieurs observations sur cette affection morbide, assez fréquente chez la gent misérable. Je me bornerai à celle-ci :

Benoîte Busset, savoyarde, âgée de 10 ans, malade depuis sept jours, fut reçue dans ma salle le 14 mai 1831. Tempérament lymphatique, constitution très-frêle, la peau terreuse; point de fièvre, pouls petit et misérable, épistaxis très-fréquens et abondans, le corps est entièrement couvert de pétéchies noires de la grandeur d'une à trois lignes de diamètre. Un litre de limonade minérale à la glace par jour, soupe à l'oseille; dès le 18, les épistaxis ont cessé, les pétéchies pâlissent et disparaissent graduellement : limonade simple. Le 24, plus de pétéchies, retour de l'appétit et des forces. Sortie le 29, guérison parfaite.

ROUGEOLE, SCARLATINE.

Ces deux maladies exanthématiques sont fréquentes à Lyon, et souvent elles y règnent épidémiquement. J'aurais à en donner un grand nombre, mais qui n'offriraient aucun intérêt bien particulier.

On a voulu confondre et réunir la scarlatine avec l'angine. Il est certain que la scarlatine débute toujours avec ce symptôme, mais aussi, l'on voit souvent l'angine sans éruption scarlatineuse.

Expériences sur la vaccination de la variole.

J'avais essayé, à Milan, dans les années 1810, 11, 12 et 13, de vacciner, à l'hospice de la Charité, des enfans avec du vaccin pris sur des sujets qui avaient diverses maladies réputées contagieuses, dont ils étaient affectés, en même temps qu'ils étaient sous l'influence de la vaccine, comme galeux, teigneux, atteints de la rougeole, de la scarlatine, etc. ; et je m'assurai par une série d'expériences répétées, que la vaccine ne communi-

quait à l'enfant sain , que le virus *sui generis ,* de
même que la gale ne communique que la gale.

Je voulus ensuite éprouver si, en insérant le
virus variolique mêlé avec de l'eau distillée, de la
salive ou du suc gastrique de veau , j'obtiendrais un
virus vaccin, ou , du moins, une variole mitigée.
Mes essais furent infructueux. Le virus variolique,
décomposé par ces mélanges, avorta toujours.

Enfin , le 3 juillet 1830 , Barbe Goget, âgée de
dix-huit ans , bien constituée et saine , étant entrée
dans ma salle avec une petite-vérole bien discrète
et bien développée, j'attendis le sixième jour de l'é-
ruption , pour extraire d'une pustule le virus qui
était limpide, que je recueillis sur deux verres con-
caves; je le portai sur-le-champ à la Charité, et là ,
l'ayant délayé avec une petite goutte de lait de va-
che, frais, j'en vaccinai l'enfant n° ,030, né de
la veille, de trois piqûres au bras gauche. Je fis la
la même opération à l'enfant, n° 1,038 , âgé de
deux ans, à qui je fis trois piqûres à chaque bras.

Résultats.

L'inoculation ne prit point sur le premier enfant,
mais le 14 juillet, le second qui était une petite
fille, avait trois beaux boutons au bras droit et 2 au
bras gauche, entourés d'une auréole érysipélateuse,
et ayant toute la forme et l'apparence de boutons
de vaccin. Le 16, les boutons étaient absolument
semblables au vaccin le plus beau ; le 20 , les boutons étaient noirs et secs.

Le 16, je vaccinai l'enfant, n° 1,075, avec le virus du n° 1,038 : je lui fis dix piqûres qui toutes

prirent, et l'éruption fit son cours comme la précédente.

Les événemens révolutionnaires de juillet m'empêchèrent de poursuivre ces importantes expériences.

Ainsi, il en résulterait, que le virus variolique mitigé avec un lait animal, peut se transformer en virus vaccin ; mais il faudrait continuer les essais pour en acquérir une certitude parfaite et matérielle.

Quant à moi je crois que la varioloïde, la variolette, la varicelle et la vaccine, ne sont que des variétés ou des nuances modifiées de la variole proprement dite.

A mon dernier voyage en Italie, le docteur Sacco, de Milan, mon ami, médecin en chef de l'hospice de la Charité, me communiqua des expériences fort intéressantes qu'il avait faites sur la varioloïde. L'ayant inoculée chez des enfans vaccinés, ils ne la contractèrent point ; mais l'ayant insérée à des individus non-vaccinés, ils eurent une véritable variole.

§ VII.

NÉVROSE.

DANSE DE SAINT-GUY.

Claudine Guérin, âgée de 10 ans, entra dans ma salle le 7 décembre 1827. Depuis 3 mois cet enfant se plaignait de mal de tête ; elle éprouva quelques soubresauts dans les membres. Un mois après, ces mouvemens devinrent plus forts et plus fréquens ; ils finirent par être continuels , de manière à ce que la malade ne put plus faire usage de ses bras ni de ses jambes. Ces mouvemens spasmodiques gagnèrent les muscles du tronc ; ceux de la face n'étaient point affectés ; mais bientôt la langue participa à l'affection morbide , les mouvemens de cet organe devinrent plus difficiles et se paralysèrent. La malade ne put plus articuler que *oui* et *non*, et même imparfaitement. Elle demeura chez son père, 6 semaines, dans cet état ; on lui fit prendre des bains, on lui appliqua des sangsues, on lui donna des tisanes de valériane et autres, le tout sans succès. A son entrée à l'hôpital, elle présenta les symptômes suivans :

Mouvemens irréguliers des yeux et des paupières, tiraillemens des muscles de la face, mutisme complet, mouvemens continuels des bras, des jambes et des muscles antérieurs du tronc.

Aucune affection morbide dans les viscères. Légère constipation.

Du 8 au 11 même état, deux pilules de Méglin, et sirop de valériane.

Du 12 au 15, même médication, diminution des mouvemens convulsifs musculaires. La malade commence à se servir de ses mains pour porter les alimens à sa bouche : 3 pilules de Méglin. Du 16 au 24, diminution considérable des mouvemens des muscles des jambes. Du 25 au 27, la malade commence à faire quelques pas et à articuler quelques paroles : une seule pilule. Du 28 au 31, plus de mouvemens spasmodiques, retour de la parole. Du 1ᵉʳ au 4 janvier, convalescence et guérison complète ; sortie ce jour là.

Je pourrais encore citer l'observation de Marie
Péronnet, âgée de 20 ans, entrée dans ma salle,
le 16 décembre 1828, que je traitai d'abord sans
succès, par les saignées, les bains, la valériane
et les pilules de Méglin; mais, qui fut guérie complètement par l'usage du strammonium en extrait,
porté jusqu'à 12 grains par jour; elle sortit le 8
février suivant, tout-à-fait rétablie.

HYSTÉRISME.

Cette maladie se présente très-fréquemment à
l'Hôtel-Dieu de Lyon. Elle est commune, surtout
chez la classe des ouvrières les plus sages, et dans
les établissemens de bienfaisance des orphelines ;
l'observation suivante, est une des plus caractéris-
tiques :

Claudine Goncet, âgée de 30 ans, domestique,
affectée d'une nécrose au tibia de la jambe droite,
est tout-à-coup attaquée, le 1er décembre 1830,
sans cause connue, d'une forte douleur de tête,
suivie de convulsions si fortes, que quatre hommes
ont peine à la contenir; elle perd la parole et reste
sans mouvement. On la saigne chez elle, mais, les
convulsions deviennent plus fortes ; dès-lors, on la
transporte à l'hôpital.

Fille d'une constitution robuste, visage pâle,
yeux brillans, mais égarés, la vue est abolie. La
malade jette de grands cris, mais elle ne peut articuler aucun son, et elle ne comprend point ce
qu'on lui dit. Entrée le 2 décembre, on prescrit
l'infusion d'arnica et l'éther, bains chauds, et potion calmante. Du 2 au 8, nul changement.

Le 9, trois pilules de Méglin, infusion de feuilles d'oranger. Le 18, la malade a repris connaissance, mais, la langue est encore embarrassée. Elle se plaint, en bégayant beaucoup, d'une douleur dans toutes les articulations, provenant sans doute des contractions exercées sur elle au début, pour la retenir sur son lit.

Du 14 au 22, mêmes prescriptions; progrès à la convalescence, le pouls est redevenu naturel; il y a de la faiblesse: sirop de quina; sortie le 27, rétablie.

ASPHYXIE.

Magdeleine Yvon, de Lyon, âgée de 14 ans, était affectée d'un goître peu volumineux. Cette fille non réglée, d'une constitution assez robuste, s'adressa à un empyrique, pour la guérir de cette incommodité. On lui fit des applications irritantes qui enflammèrent la glande tyrrhoïde, et provoquèrent une gêne extrême de la respiration. Amenée le 26 novembre 1823 dans ma salle, elle expira deux heures après, en poussant un grand cri.

Nécropsie.

La glande tyrrhoïde comprimait le larynx et la trachée artère de telle manière, que le passage de l'air était intercepté. De chaque côté il y avait un hématocèle formé par rupture des veines jugulaires internes, contenant chacun 2 onces d'un sang noir, ce qui augmentait encore la compression de la trachée: le pharinx et l'œsophage dans leur état naturel. Congestion de sang noir dans les poumons qui annonçaient l'asphyxie par strangulation. Les autres viscères étaient dans état naturel.

CAUCHEMAR NERVEUX.

M. B...., teneur de livres, âgé de 36 ans, d'un tempérament excessivement nerveux, était affecté depuis 5 ans d'un cauchemar très-fatiguant. Il me consulta en mars 1828 et me dit qu'il se réveillait en sursaut au milieu de la nuit, à deux et trois reprises, en jetant de hauts cris, avec oppression vive, étouffemens et sentiment de strangulation, visions de spectres noirs et de globes enflammés qui le poursuivaient. Bains, saignées, sangsues, traitement antiphlogistique avaient été inutilement employés. Je lui prescrivis les pilules de Meglin, unies à l'extrait de digitale pourprée. Ce traitement fit cesser pendant cinq ans ces accidens qui se renouvelèrent en 1832, avec moins d'intensité cependant que la première fois. Il entra à la salle St-Jean où je le traitai par les mêmes moyens. Il avait de plus une hépatite chronique que les pilules de calomélas et de savon médicinal avec les eaux de Wals ont fait disparaître. Il entra le 5 septembre et sortit le 18 octobre.

DÉLIRE MANIAQUE.

J.-A. Astier, 27 ans, cultivateur de Rousselière, tombe malade chez lui, sans cause connue, au commencement de décembre 1824, reste couché sur la dure. On l'amène, le 18, à la salle St-Charles. Constitution maigre, apyrexie, pouls faible, decubitus gangreneux au sacrum. Subdélire, ré-

ponses incohérentes ; il montre quelques pustules
qu'il a aux mains et ne cesse de répéter qu'un ser-
pent énorme l'a mordu et a voulu le dévorer. Soif
ardente. Limonade, pilules de Méglin. On panse
le decubitus avec la décoction de quina alcoolisée
et camphrée. On donne ensuite le quina en décoction ; le délire cesse, les forces reviennent avec un
bon régime nutritif, et le malade sort en bonne
santé le 3o janvier.

TREMBLEMENT NERVEUX.

Pierre Mallet, âgé de 45 ans, chapelier, entra,
le 8 avril 1825, à l'Hôtel-Dieu ; il était attaqué
d'un tremblement général des membres et du corps,
à la suite du sécrétage des peaux de lièvre qui consiste à les frotter avec le nitrate de mercure dissous
pour enlever le poil.

La décoction d'orge et lait, de valériane, puis du
lichen, les pastilles soufrées, les bains et les frictions de pommade nervine le rétablirent, et il sortit le 8 mai.

§ VIII.

CAS FORTUITS.

VERS RENDUS PAR LE NEZ.

Martial Esmingard, fusilier dans la légion de la
Corrèze, âgé de 22 ans, entra, le 17 juin 1819,
dans la salle des militaires de l'Hôtel-Dieu dont je
faisais le service par interim. Ce jeune homme
souffrait depuis plus de trois mois d'une céphalalgie violente avec douleur fixe à la région frontale,

Insomnie, vertiges, mais point de fièvre. On avait tenté à la caserne les pédiluves, les synapismes aux bras, les sangsues, le quina, la valériane, et autres antispasmodiques, mais inutilement. Remis à mes soins le 6 juillet, je prescrivis la poudre sternutatoire, pour déterminer l'éternuement ou un épistaxis, présumant quelque congestion dans les sinus frontaux. Le lendemain, le malade me montra un ver strombe ou ascaride très-vivace de 6 lignes de long. On continua l'errhin, je fis faire des injections avec la teinture de myrrhe étendue d'eau. Les 7, 8, 9 et 10, le malade rendit encore 62 vers de la même espèce : dès-lors le mal de tête cessa, l'appétit revint ; plus de vertiges, et le malade sortit le 15, totalement guéri.

Je n'ai trouvé que deux observations semblables dans le tome 1ᵉʳ du *Journal de Physique et de Chimie*, de l'abbé Rozier, une par le professeur Wohtfacrt, et une autre de Guillaume Fabricius.

EMPOISONNEMENT PAR L'ACIDE SULFURIQUE.

Le 16 décembre 1850, soir, on apporte dans ma salle Catherine Genou, femme Morton, de Lyon, âgée de 45 ans, ouvrière en soie, qui se voyant sans travail, avait acheté pour 10 centimes d'acide sulfurique et l'avala. Je lui fis administrer, sur-le-champ, une grande quantité de magnésie délayée dans de l'eau. Vomissemens énormes de matières alimentaires et noires, tout le palais, l'arrière-bouche et la langue étaient cautérisés et blancs. Je fis prendre deux gros de sous-carbonate de soude dans chopine de lait pour boisson et gargarismes. Dès lors, progrès à la guérison. Le 22, les escarres de la bouche tombent : la malade peut prendre quelques alimens ; je prescrivis le lichen avec le lait, et la malade sortit guérie le 12 janvier.

AUTRE, EN RESPIRANT L'ARSENIC.

Paul Beltus, suisse, pileur de drogues, âgé de 46 ans, entré le 11 avril 1825, à la salle St-Charles, se plaignant d'un embarras gastrique et d'un violent mal de tête, pour avoir respiré la poudre de l'arsenic qu'il pilait. Décoction d'orge et lait, lavement de miel de mercuriale. Le 13, délire, pouls lent, 45 pulsations, fumigations avec l'hydro-sulfure de potasse. Le 14, même état ; carbonate de soude, sirop d'éther, lavemens antispasmodiques. Mort le 16.

Nécropsie.

L'estomac, les intestins et les poumons très-sains, le foie présente des traces d'une ancienne hépatite, épanchement séroso-sanguin considérable, entre la dure et la pie-mère, et autre sanguin et purulent, entre celle-ci et l'arachnoïde ; la masse cérébrale saine, aucun épanchement dans les ventricules.

Il est certain que la mort fut provoquée par l'irritation violente portée sur les membranes séreuses du cerveau, par l'inspiration des vapeurs arsenicales.

PORTION DE NEZ REFAITE.

Antoine Menaud, cultivateur de Ternon, âgé de

21 ans, avait, depuis l'âge de 15 ans, une dartre au visage, et principalement à la partie droite et au nez qui était devenu cancéreux. Le malade entra à l'hôpital au mois de juillet 1824 : le professeur Delpech lui avait enlevé cette partie, et refaite en enlevant au front un lambeau de la peau, qui fut ramené sur le nez ou il fut fixé avec un emplâtre adhésif. La plaie fut cicatrisée le vingt-cinquième jour ; on tint écartées les fosses nasales avec deux petits cornets de plomb ; mais à la fin de février, la partie inférieure de cette pièce de rapport, se détacha, ayant été sans doute trop distendue par ces cornets, qui, d'ailleurs, gênaient fort le malade par leur pesanteur. Il entra dans ma salle avec une fluxion.

Je rafraîchis les bords des ailes du nez, aux deux côtés duquel je pratiquai une incision légère. J'y fixai la pièce avec la toile de diachylon gommeux. Au bout de huit jours, la reprise fut faite, et je plaçai de chaque côté, dans les fosses, deux petits tubes de gomme élastique qui étaient plus légers, et qui étant élastiques, ne forçaient point la peau. Le malade sortit le 4 mars.

DÉPÔTS CRITIQUES.

Je pourrais citer ici de nombreuses observations de dépôts critiques qui ont jugé des maladies extrêmement graves. Je ne ferai que les indiquer ainsi :

J. F., couché au lit n° 95, entré le 20 septembre 1825, mal guéri d'une syphilis confirmée, et menacé d'une phtysie pulmonaire, est guéri par un vaste dépôt au muscle lombaire droit. Sorti le 22 novembre.

Jean Roulph, entré en novembre 1825, avait une variole confluente jugée par un dépôt énorme au dessous du deltoïde du bras gauche.

Jacques Bertrand, entré le 5 octobre 1825, fut guéri d'une fièvre adynamique par un decubitus à la fesse droite, de cinq pouces de diamètre, sur plus de 6 lignes de profondeur. Sorti le 15 décembre suivant.

Philibert Doucette, entré le 24 octobre 1825, avec une entérite chronique, diarrhée et vomissemens. Sa maladie est jugée par un dépôt considérable qui se manifeste sous le deltoïde du bras droit. Sorti le 9 décembre.

Deux hépatites chroniques ont été guéries par un dépôt qui s'était manifesté dans la partie supérieure et externe du foie qui avait contracté des adhérences avec le péritoine. Le pus avait pénétré au travers du péritoine, sous le grand muscle droit, et l'un et l'autre dépôts furent ouverts avec le bistouri.

DEUXIÈME PARTIE.

Après avoir fait connaître les observations qui m'ont paru offrir le plus d'intérêt dans mon exercice médical de l'Hôtel-Dieu. Je vais donner une notice de quelques agens thérapeutiques nouveaux et autres que j'ai mis en usage et des résultats que j'en ai obtenus.

Tartre-stibié.

J'ai toujours retiré de grands avantages du tartre-stibié en lavage, dans les péripneumonies et les affections catarrhales comme nauséant, à la dose de 1 à 4 grains au plus. Il produit des envies de vomir qui sollicitent la sécrétion pulmonaire.

Donné à la dose de deux à huit grains dans les rhumatismes, après une saignée généreuse, il provoque une transpiration bienfaisante.

On a vu, dans mes observations, le parti que j'ai tiré de la pommade d'Autenrieth, composée de tartre-stibié et d'axonge. Dans le clou hystérique et l'amaurose, son efficacité est bien au dessus de celle de Gondrais qui n'est que le liniment volatil.

J'ai prescrit aussi l'oxide blanc d'antimoine de dix à vingt grains; il m'a obtenu, à peu près, les mêmes effets que le tartre-stibié.

Sulfate de quinine.

Le sulfate de quinine est une des plus utiles compositions chimico-pharmaceutiques de ce siècle. Son efficacité, non-seulement dans les fièvres intermittentes, mais encore dans les fièvres topiques ou douleurs récurrentes, et par accès dans quelque partie du corps, est désormais incontestable, et j'en ai toujours obtenu les succès les plus heureux.

J'ai employé avec non moins d'avantage, le sulfate de quinine, soit en frictions sur la langue et les gencives, soit en épithême sur la plaie d'un vésicatoire. Son absorption est prompte et entière, et les effets s'en font sentir tout aussi bien qu'en le donnant intérieurement.

On a fait grand bruit, à Paris, de quelques succédanés à ce sel, tels que la salicine, la pipérine, etc. : la première m'a réussi médiocrement, en l'employant à dose triple au moins de celle de sulfate de quinine. La pipérine m'a réussi une fois, en la portant successivement à dix-huit grains. Je pense que tant que nous pourrons avoir du quina, ce remède sera toujours préférable aux autres.

Mercure.

J'ai fait voir, dans mes observations, les bons effets que j'ai retiré dans les hydropisies, de l'emploi à l'intérieur et à l'extérieur du mercure. Comme un des moyens les plus puissans pour donner une action excitante au système lymphatique et séreux.

Le calomélas m'a moins réussi, et j'ai presque la certitude que ce médicament, acheté par des gens peu instruits, est mêlé de sulfate de Baryte, ainsi qu'on le trouve souvent dans le commerce. Il est un moyen très-facile pour le reconnaître, par l'évaporation au feu.

Vésicatoire extemporané ou fulminant.

J'ai essayé plusieurs fois, et surtout dans des cas d'apoplexie, et dans l'accès épileptique, un vésicatoire qui agit sur-le-champ, et de la manière la plus active. Je mets environ deux gros de poudre à canon sur une palette de bois, que je place à trois pouces de distance du bras, de la cuisse, du mollet ou du pied. J'y mets le feu, aussitôt une vessie douloureuse se forme sur la partie exposée à l'effet de la poudre, et elle est de l'étendue même qu'on a donnée à celle-ci.

Huile de Croton tillium.

On trouve dans les commentaires de Ludwig, tome 27, page 646, une observation de Jacques Plenck, sur les dangers de l'emploi des graines du croton tillium. Un enfant en ayant pris six grains, mourut au bout de six heures. Son père, qui en avait pris quatre, eut une superpurgation extraordinaire. On a introduit, depuis peu, l'huile tirée des graines de cet arbre. Une seule goute purge assez fortement; c'est un médicament très-actif, assez commode pour les malades qui craignent les purgatifs trop volumineux. Six gouttes étendues sur la plaie d'un vésicatoire à la cuisse, procurèrent six fortes évacuations.

Je l'ai employée dans des laryngites chroniques, dans le goître, et dans quelques rhumatismes musculaires chroniques, en frictions. Elle a une propriété promptement rubéfiante, et j'en ai obtenu quelques succès.

Acétate de plomb cristallisé.

J'ai retiré des avantages très-remarquables de l'emploi de ce sel, dans les anévrismes du cœur, et dans les palpitations nerveuses que l'on confond souvent avec ces premiers. Il a la propriété aussi efficace que la digitale, pour modérer la circulation du sang, et la rappeler à son type normal,

ainsi que je l'ai démontré dans quelques observations.

Employé en lavemens froids dans la tympanite,
il produit une action constrictive dans les intestins,
et en fait disparaître la boursouflure, si la maladie
ne dépend point d'une vive inflammation.

Nitrate de bismuth.

Le nitrate de Bismuth, à la dose d'un demi-grain
à un grain, trois fois par jour, a obtenu quelques succès dans la coqueluche.

Strychnine.

Je pourrais citer plusieurs observations d'hémi-
plégies, guéries par la strychnite, à la dose d'un
quart de grain, à trois grains par jour.

Huile de créozote.

Ce nouveau produit chimique, tiré du goudron
avec tant de manipulations, vient d'être retiré de
l'oubli où il était tombé depuis 60 ans, et ne tar-
dera pas d'y retomber. C'est une huile non volatile,
qui se précipite au fond de l'eau, qui est neutre,
et d'une odeur et saveur détestables ; elle a une propriété excitante. Je l'ai employée dans des phtysies
pulmonaires, bien confirmées, contre lesquelles
on a vanté, outre mesure son efficacité. Sur qua-
torze malades, douze n'ont pu la supporter plus
de cinq à six jours, à la dose d'une à quatre gouttes,
unies à un sirop. Un autre n'en a éprouvé aucun
effet, et une seule malade, a paru en recevoir un

soulagement passager. Elle peut convenir dans les catarrhes pulmonaires chroniques, non fébriles des vieillards et autres.

TEIGNE.

J'ai guéri, plus de vingt-quatre enfans, de la teigne, en les faisant raser, puis en couvrant la tête, pendant trois à quatre jours, d'un cataplasme émollient, pour faire tomber les croûtes, et en les faisant ensuite frictionner avec une pommade ainsi composée :

Sulfure de potasse   3 gros.
Clorure de chaux sec   2 gros,
Charbon animal   2 gros.
Axonge   2 onces,

} triturés ensemble.

dont on employait deux gros par jour, pour une friction, on recouvrait ensuite la tête avec la moitié d'une vessie de cochon, huilée, en forme de calotte.

J'ai employé avec avantage, le cubèbe en poudre de six à quinze grains, dans les gonorrhées chroniques. L'huile de Succin, si vantée dans l'hydropisie, ne m'a point réussi.

La pipérine ne m'a réussi qu'une fois, dans une fièvre tierce des marais.

L'iode m'a réussi dans le goître et les glandes scrofuleuses, et le muriate de zinc m'a constamment été utile pour cicatriser les plaies de même nature.

Le sous-carbonate de potasse donné, d'après Mascagni, à la dose d'un à deux gros, dans les 24 heures, en solution dans de l'eau sucrée, m'a été très-avantageux dans plusieurs catarrhes de la vessie, dont j'ai obtenu la guérison, après 40 jours de traitement.

CAUTÈRE ACTUEL ET POTENTIEL.

J'ai retiré, deux fois, de bons effets de la cautérisation par le fer rouge des sutures du crâne dans deux maniaques, d'après la méthode indiquée par le docteur Valentin, dans la relation de son voyage médical en Italie.

Le cautère potentiel ou le caustique par le moxa ou la potasse caustique m'a réussi complètement dans 6 cas de congestion dans les ligamens antérieurs de la matrice, à la suite de métrites puerpérales mal jugées, dans trois cas d'encéphalite chronique, et surtout dans une inflammation chronique de la colonne vertébrale, suivie de paralysie générale. Ce fait m'a paru mériter d'être recueilli.

Jean Delaigue, âgé de 37 ans, robuste, domestique, chez M. Bouchard, au pont d'Alaï, fit une chute sur le dos au mois d'octobre 1852. Bientôt, les membres perdent le mouvement, et le malade ne peut ni se tenir droit, ni assis, ni même couché sur le côté. Il entra à la salle St-Jean, le 2 novembre. Le malade est maigre, mais sans fièvre : on pratique assiduement des frictions stimulantes sur l'épine dorsale, pendant huit jours, sans aucun effet; les douches n'en produisent pas davantage. Enfin, je lui fais appliquer, le long de l'épine dorsale et lombaire, trois moxas de chaque côté. Au bout de six jours : symptômes d'amélioration. Le 22, le malade se lève seul, assis sur son lit. Le

3o , il se lève et se promène dans la salle ; enfin , il sort le 8 , complètement guéri. Son régime fut toujours analeptique.

J'ai employé le même moyen chez François Gaillard , âgé de 3o ans , attaqué, depuis plusieurs mois , d'une parésis des extrémités inférieures. Entré le 26 novembre, à la salle St-Jean ; sorti le 17 décembre. Rentré le 9 février et sorti le 9 mars, j'ai continué le traitement chez lui. Je lui avais appliqué dix grains de potasse caustique de chaque côté du sacrum. Sa guérison fut complète vers la fin de mai.

Enfin, quoique je connusse, depuis près de quinze ans, la ridicule médecine homœopathique, j'ai fait quelques essais qui ne m'ont nullement réussi , et je m'en serais bien gardé dans les maladies aiguës où il n'y a pas de temps à perdre pour agir.

J'en ai essayé la parodie, et j'ai traité plusieurs affections hystériques et des gastrites nerveuses *pyroses,* en donnant un grain de sucre de lait dans un litre d'eau , avec un régime convenable , et les malades , dès le premier jour, assuraient qu'ils se trouvaient mieux, ce qui me rappelait les fameuses pilules *de micâ panis* dorées, de Boerrhave, qui opéraient des cures si merveilleuses.

Cette soi-disant médecine, rappelle aussi celle de la princesse de la Quintescence, dont Rabelais parle si plaisamment dans son *Pentagruel.*

Tels sont les agens thérapeutiques que j'ai expérimentés , ce qui n'est pas facile dans l'état actuel de l'organisation de la pharmacie de l'Hôtel-Dieu ; surtout , pour les médicamens un peu compliqués.

TROISIÈME PARTIE.

QUELQUES ÉTUDES ANATOMIQUES.

Mes occupations, assez nombreuses, ne m'ont pas permis de me livrer à tout mon goût, pour les recherches anatomiques , pendant mon exercice décennal , à l'Hôtel-Dieu. Je me bornerai à donner seulement ici , sept à huit observations des plus intéressantes.

Je ne rapporterai pas ici l'observation de Geoffroy , que j'ai consignée la seconde dans mon travail. Elle a été assez détaillée.

Celle qui la suit , de l'enfant Colomb , n'est pas moins intéressante, par la grosse portion squirreuse de cerveau, trouvée dans le lobe droit.

Liquide cérébro-spinal.

Je répétai sur la fin de l'année 1828, les observations du docteur Magendie sur la quantité de sérosité qui lubréfie la membrane arachnoïde, qui enveloppe la moëlle épinière et le cerveau. Ce savant en admet trois onces chez les hommes adultes et un quart de plus chez les femmes , et enfin, le double chez les vieillards, mais dans un grand nombre d'ouvertures que j'ai faites de cadavres de sexe et d'âge différens, je n'ai jamais pu constater, au juste , la quantité de ce liquide : cela tient à la constitution du sujet, et au genre de maladie qu'il a souffert.

Ainsi, on en trouve beaucoup plus dans les sujets morts d'apoplexie, d'encéphalite, de pleurésie et de péritonites; tandis que chez les sujets morts de fièvres intermittentes, de phtysie, ou de quelque maladie inflammatoire; on en trouve beaucoup moins.

J'ai ouvert, dernièrement, un enfant hydrocéphale, dont je fis la délivrance. Il était mort depuis huit jours au moins. Le cerveau, que j'ouvris après l'accouchement, contenait seize onces de sérosité; ce n'était point de la lymphe; mais un vrai épanchement séreux. La membrane de la moëlle épinière, en contenait près de trois onces. Je ne doute point que ce fluide, abondant dans le cerveau qu'il comprime, n'occasione l'idiotisme chez les individus où cet épanchement a lieu.

Ouverture d'un varioleux.

Le 25 mai 1825, Jean Servet, âgé de 26 ans, maçon, non-vacciné, entre dans ma salle avec éruption de la variole au deuxième jour. Elle devient confluente au onzième jour, et le malade meurt dans la nuit.

Le lendemain, les boutons sont noirs et applatis, et déjà l'abdomen est bleuâtre.

La trachée artère et les troncs principaux des bronches, sont tapissés d'une quantité innombrable de grosses pustules varioliques noires et gangrenées, les poumons sains, ainsi que l'estomac et le tube intestinal.

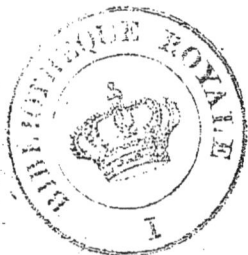

Le cerveau très-injecté ; l'arachnoïde était couverte de granulations semblables à des œufs de carpe. Aucun épanchement dans les ventricules.

Les pustules varioliques de la peau, ne pénétraient pas au-delà du derme où elles avaient leur base.

Autopsie d'un sourd-muet de naissance.

François Bouvier, âgé de 36 ans, entra dans ma salle, le 17 du mois de septembre 1825. Sourd-muet de naissance, il ne se plaignait, par signes, que d'une toux et de douleurs articulaires ; lorsque, tout-à-coup, il mourut le 22.

L'ouverture du cadavre me fit voir :

1° Les poumons sains ;

2° Le péricarde plein de sérosité, le cœur recouvert d'une fausse membrane blanche, et d'une croûte gélatineuse à sa base inférieure ;

3° L'estomac portant les traces d'une violente inflammation, ses parois avaient au moins trois lignes d'épaisseur ;

4° Les intestins grêles phlogosés, les glandes de Brunner et les plaques de Peyer ulcérées ;

5° Épanchement considérable de sérosité dans la cavité abdominale ;

6° Le foie crispé, et la vessicule du fiel très-distendue par une collection outre mesure de bile claire ;

7° La rate réduite en putrilage ;

8° Le péritoine sain ; mais l'épiploon en partie détruit et en partie gangréné.

J'examinai les organes de la voix, les muscles ex-

ternes du larynx ne présentaient aucune particula-
rité; mais le larynx propre était tellement ample
et dilaté, qu'on y introduisait facilement le pouce.

La langue était très-libre dans ses mouvemens,
et le malade la tirait bien durant sa vie.

L'oreille externe n'avait rien d'extraordinaire, sa
conformation était naturelle; mais la trompe d'Eus-
tacchi était crispée, cartilagineuse, et son orifice
presque fermé; la cavité du tympan avait au moins
7 lignes de diamètre dans tous les sens, la membrane
muqueuse qui la tapisse intérieurement, était
toute plissée, et formait dans cette cavité, des fol-
licules qui la divisaient en de nombreux compar-
timens; sa membrane externe était lâche, mais
épaisse, et comme cartilagineuse. Ces deux dernières conformations suffisaient seules pour que le
sentiment de l'ouïe n'existât pas.

Estomac et intestins injectés.

On trouve souvent, dans l'estomac et les ins
testins, des échymoses simples, et même qui sont
ulcérées, qu'on pourrait prendre pour un effet
d'empoisonnement ou de gastro-entérite : c'est
une grande erreur qui peut-être conduirait à des
interprétations fausses.

Il faut distinguer les épanchemens par échymoses, de ceux par injection. Les premiers sont purement cadavériques, et un commencement de
décomposition, ce qui arrive assez promptement
dans les grandes chaleurs; et si le degré de putré-
faction est plus avancé, comme à la suite des fiè-

vres, dites putrides, alors ces échymoses se déchirent et forment ulcère.

Mais à la suite des inflammations de l'estomac et des intestins, les épanchemens sanguins sont des injections qui se forment par ramifications ou arborescence.

Les échymoses gangreneuses dénoteraient peut-être l'action des poisons âcres et corrosifs, tels que les champignons vénéneux, les acides minéraux, l'arsenic, etc.; mais dans l'état actuel des sciences, la médecine légale exige, la présence constatée de certains poisons minéraux, tels que l'arsenic, le deutochlorure de mercure; et de certains végétaux, tels que les champignons, les baies du phytolacca décandra, de la belladonna, etc., pour constater l'empoisonnement.

Ouverture d'un hydrophobe.

J'ouvris en 1819, une hydrophobe morte, le lendemain de son entrée, à l'Hôtel-Dieu. Voici ce que j'observai.

Légère injection arborescente des meninges, la masse cérébrale saine, petit épanchement séreux dans les ventricules.

La langue et les parois de la bouche sèches, et d'une couleur brune foncée, les glandes sublinguales avaient acquis une grosseur double de celle ordinaire, les veines distendues noires et gonflées, le voile du palais rouge de sang, le larynx et le pharynx tuméfiés, rouges et portant les traces d'une violente angine.

L'œsophage sec et racorni, la trachée artère, et les bronches fortement injectées, les poumons sains, la tunique ou membrane interne de l'estomac sèche et fortement injectée, le péricarde ne contenant pas de liquide, le cœur flasque, le ventricule droit plein d'un sang noir grumelé, le gauche en contenait de clair et fluide. Les autres viscères sains, tout le système glandulaire portant des traces d'inflammation.

Il paraît que tous les phénomènes de cette épouvantable maladie se passent dans les glandes salivaires, la bouche, le larynx et le pharynx; il est hors de doute que le virus rabieïque existe dans les glandes buccales et sublinguales. Les professeurs Rossi et Buniva, de Turin, ainsi que Webster de Vienne en Autriche, partagent mon sentiment à cet égard.

A l'appui de cette opinion, je pourrais citer une jeune fille à Milan, qui fut guérie après un 1ᵉʳ accès de rage confirmée, suite de la morsure d'un chien, par le cautère actuel appliqué sur les deux côtés du larynx, suivi d'une saignée généreuse du bras, de l'application de seize sangsues au cou, et de la poudre de Tong-kin, mise sèche sur la langue de la malade, que j'observai moi-même à la clinique du grand hôpital de Milan, en 1815.

Non croisement des nerfs optiques.

On agite depuis long-temps la question de savoir si les deux nerfs optiques, partant de côtés opposés, viennent se joindre et se croiser sur la selle turcique; je crois avoir tranché toute discussion à cet égard, et je vais rapporter mes observations :

Une fille, âgée de 24 ans, venait de succomber

à une encéphalite aiguë. J'ouvris le crâne et j'en-
levai les nerfs optiques, en les coupant d'un côté
à trois lignes avant leur arrivée sur la selle turcique,
et à six lignes au delà de leur sortie de cette position. J'obtins ainsi une portion de douze lignes de
long environ, sur trois lignes de largeur. Je l'étendis
avec les plus grandes précautions entre deux lamelles de verre mince de deux pouces et demi de
long, sur onze lignes de large, en écartant les deux
nerfs jusqu'à une largeur de quatre lignes ; je fixai
les lamelles avec une petite bande de papier collé.

Je soumis ce petit appareil à l'objectif d'un mi-
croscope solaire de nouvelle invention, qui me fit
voir le spectre de ces nerfs dans une proportion de
six pieds de long, sur trois de large. Chaque nerf
paraissait avoir dix-huit pouces de circonférence,
et leur membrane intermédiaire, vingt - quatre
pouces de largeur. Chaque nerf paraissait formé
d'une infinité de petits faisceaux ou tubes juxta-
posés les uns à côté des autres, mais de longueurs
différentes, et il était garni, à l'extérieur seulement,
d'une espèce de frange de deux pouces de large,
la partie antérieure ou supérieure de la membrane
de jonction en était pareillement ornée. Je crus
d'abord que c'était l'effet des tranches du scalpel,
en détachant ces parties de leurs adhérences, mais
la régularité de ces franges et leur absence de la partie inférieure de la membrane, ainsi qu'à l'extré-
mité des troncs nerveux tranchés ainsi, et séparés
par le scalpel, me permirent de croire que c'était
un phénomène naturel de la conformation de ces
parties.

Ainsi, je demeurai convaincu que les nerfs optiques après s'être réunis au *corpus geniculatum exter-num* s'en dégagent et s'arrondissent en s'avançant vers les orbites. Ils contractent ensuite quelques adhérences avec le *tuber cinereum*, arrivés sur la selle turcique, ils forment une espèce de H majuscule en se rapprochant d'abord l'un de l'autre de manière à paraître confondus ensemble, puis ils s'éloignent en divergeant, et pour se porter au globe de l'œil qui est de leur côté respectif. Ils sont unis sur la selle turcique par une membrane légère arachnoïde.

QUATRIÈME PARTIE.

QUELQUES OBSERVATIONS SUR LES DEUX HÔPITAUX.

Ce dernier chapitre terminera mon travail : quinze années de service dans nos hôpitaux, m'ont mis à même d'en connaître et d'en signaler les abus et les vices. Comme citoyen lyonnais, j'ai le droit d'en scruter la gestion administrative, et d'en signaler aussi les vices et les erreurs. Le respect humain ne saurait l'emporter sur l'intérêt qu'on doit aux malheureux, ni m'imposer un lâche silence.

L'institution des hôpitaux fut la pensée et l'œuvre de la religion chrétienne. L'idolâtrie, tout égoïsme, n'en inspira jamais de semblable. Les hospices fondés par les religions dissidentes, ne sont que de froides hôtelleries, où l'homme souffrant est bien éloigné de recevoir ces soins empressés et affectueux que leur prodiguent des mains qui se consacrèrent à leur service par le seul amour de Dieu.

L'hôpital de Lyon, fut le premier fondé en Europe, ce fut saint Sacerdos, évêque de cette ville, qui engagea Childébert, roi de Bourgogne, et la pieuse Ultrogothe sa femme, à l'ériger dans leur capitale, en l'an 540. Ce fut par leur conseil que l'empereur Justinien, leur ami et allié, bâtit ensuite le Basilicon à Constantinople.

Godeségile et Théodelinde, agrandirent le nôtre, et en confièrent le soin aux dames Bénédictines de St-Pierre-les-Nonains. Ces religieuses, s'étant cloîtrées en 1250, le remirent aux Bénédictins de Haute-Combe, qui le cédèrent en 1314, aux Bernardins de Chassaigne, et en 1478, ces moines le vendirent au consulat de Lyon, moyennant 1050 livres tournois, et la réserve du domaine de Rebufelle, qui leur resta en toute propriété.

Le consulat le confia aux religieuses appelées *Filles repenties*, sous la surveillance des officiers municipaux. Enfin, en 1583, on nomma pour l'administrer, un conseil composé des citoyens les plus recommandables de la ville.

A cette même époque (1583), la bienfaisance inépuisable des Lyonnais, institua l'hospice de l'aumône générale ou de la Charité. Il fut aussi confié à une administration, et servit comme l'Hôpital, de modèle à tous les hospices semblables en Europe.

Je dirai aussi, en passant, que Lyon a vu s'ériger dans ses murs, la première École vétérinaire qui servit également de modèle à toutes les autres.

Les deux hospices s'élevèrent bientôt à un haut point de prospérité, enrichis par plus de douze millions de dons et de legs de la piété chrétienne. Leur institution était si belle, et leur administration si sage et si éclairée, qu'aucun pouvoir n'osa jamais attenter à leur charte sacrée.

Ce ne fut qu'en 1793, que la révolution vint y jeter le trouble et le désordre.

On chassa l'administration, les aumôniers, les frères et les sœurs ; on remplaça ceux-ci, par de vils mercenaires, pris dans la lie du peuple. Dèslors, les services furent bouleversés, la corruption des mœurs y devint affreuse ; le vol et le gaspillage du linge, des alimens, du vin etc., y furent portés à un tel point, que l'hôpital fut menacé d'une ruine imminente. Il fallut rappeler les anciens serviteurs fidèles, et les ministres du culte pour rétablir l'ordre et la paix dans cet asile.

L'administration fut renouvelée, et composée d'hommes probes.

En 1797, on réunit les deux administrations de l'Hôpital et de la Charité en une seule, et les biens de ces deux hospices furent également réunis en une seule gestion.

Depuis le XVIᵐᵉ siècle, les administrateurs (les avocats exceptés) ne terminaient jamais leurs fonctions sans faire un don pécuniaire. Plus tard à leur entrée, ils déposaient entre les mains du trésorier, une somme de 16,000 francs, qu'ils laissaient sans intérêts jusqu'à leur sortie (*arrêté de 1730*). On réduisit, en 1768, cette somme à 10,000 francs ; le trésorier, lui-même, fournissait un cautionnement de 100,000 francs en espèces, aussi sans intérêts. Ainsi les deux hospices jouis-

saient d'un capital de 400,000 fr. environ, à titre
gratuit.

En 1580, dans une disette extrême, les administrateurs nourrirent les malades à leurs propres
frais.

Plus tard, ils donnèrent du pain blanc dans les
salles. On sert du pain semblable dans tous les hôpitaux d'Allemagne et d'Italie ; ceux de Lyon sont
les seuls où l'on donne du pain presque bis.

J'ai dit que les dons et legs faits à nos hôpitaux,
s'élèvent à plus de douze millions, il est à remar-
quer qu'ils ne proviennent que de la bienfaisance
du clergé, des princes catholiques et des personnes
pieuses ; et que dans leur longue liste que je possède,
on n'y voit inscrit aucun juif, luthérien, ni calvi-
niste, quoique le nombre de ces religionnaires soit
assez considérable à Lyon, et que l'Hôtel-Dieu leur
soit libéralement ouvert, comme à tous les autres
infirmes, sans distinction de culte.

L'administration marcha bien jusqu'en 1820,
mais depuis cette époque jusqu'en 1828, sous les
présidens Lacroix-Laval et Delphin, il se forma un
déficit considérable dans le budget des hôpitaux,
par des dépenses inconsidérées, telles que celle
d'un réfectoire somptueux, plus digne de l'hôtel
d'un ministre que convenable à la demeure des
pauvres.

L'administration qui succéda sous la présidence
de M. de Virieux, composée d'hommes respectables, judicieux et pleins de religion, promettait de
grandes améliorations et de sages économies qui
auraient rétabli la balance dans les finances des

hospices, lorsqu'en 1830, un monstrueux vertige, changea les formes du gouvernement, et bouleversa toutes les institutions même les plus sages et les plus sacrées. On renvoya brusquement et en masse l'administration, au lieu de la remplacer par cinquième, comme auparavant, afin qu'il restât toujours un certain nombre d'anciens membres pour initier les nouveaux à l'exercice de leurs fonctions : on mit à leur place des hommes du jour, parmi lesquels étaient des médecins fort compétens dans cette affaire ; mais voyant qu'ils ne pouvaient opérer le bien qu'ils méditaient, par l'opposition acerbe de quelques-uns de leurs collègues, ambitieux et jaloux : ils se retirèrent On mit à leur place des individus à peu près nuls, et il en résulta un mélange fort hétérogène, et à quelques exceptions honorables près, le reste n'est qu'une macédoine de petites ambitions avortées ou déçues, que les glorieuses journées ont voulu consoler par ce moyen. C'était un appas assez friand, pour l'orgueil de la nouvelle aristocratie bourgeoise ; pour certains individus, c'est un point de mire favorable à quelques spéculations commerciales dans les fournitures à faire aux hôpitaux, et certes la *pratique* est bonne.

Mais ce qu'il y a eu de plus bizarre, ça été la nomination du président et de l'administrateur de l'intérieur de Charité, *deux bourgs pourris du juste-milieu ;* le premier surtout, patriote si courageux, officier municipal, qui sut si bien s'effacer dans les journées de novembre, et qui dans celle d'avril dernier, ne sortit de son bouge, que pour

proposer une transaction honteuse avec des re-
belles !!

Ces deux petits autocrates, à leur arrivée au
pouvoir, bouleversèrent tout; ils firent main basse
sur les deux communautés ; on renvoya le secré-
taire-général, l'économe et l'architecte, tous trois
gens de probité et d'honneur : on a remplacé ce
dernier par un autre, qui est en même temps, l'architecte de certains administrateurs, ce qui est
plus économique. Il fut question de renvoyer,
même les aumôniers qu'on jugeait inutiles.

Sous prétexte d'économie, on renvoya des frères, des sœurs et les novices ; mais bientôt le service ne marcha plus, il fallut appeler des mercenaires qui coûtent bien plus cher que les frères et
sœurs, dont les gages sont si minimes. On connaît
la lettre, en forme de protestation, que ceux-ci
adressèrent à l'administration, le 10 novembre 1830,
à ce sujet. Elle fut imprimée.

On renvoya brusquement le professeur de clinique. Puis on le rappela aussitôt, parce qu'on n'a-
vait pas songé à lui préparer un successeur. On
mit dehors également une ancienne sœur qui avait
fait imprimer des remontrances un peu sévères aux
administrateurs, qui eurent ensuite la faiblesse de
la rappeler, par *peur* sans doute qu'elle dévoilât
quelques turpitudes, car la *peur* est le type du caractère de tout pouvoir qui ne repose que sur des
bases pourries et chancelantes.

Croirait-on qu'il fut question de mêler, à la Charité, les garçons de 7 à 8 ans, avec les vieillards,
sans réfléchir que ces petits infortunés auraient

aspiré par tous les pores et tous les sens, le mauvais air, la malpropreté et les vices honteux d'une vieillesse abrutie et démoralisée.

On tenta aussi de réunir ensemble les nouveaux-nés sains avec les syphilitiques, de sorte qu'en présentant aux premiers le biberon qui avait touché la bouche infecte de ceux-ci il leur aurait communiqué le virus. Mais cela n'est point étonnant; cette mesure prétendue économique avait été conçue par l'administrateur, élève fanatique et ignorant d'une école où l'on osa nier l'existence de la syphilis.

Par motif d'économie encore, et au mépris des institutions des places d'incurables à la Charité, on a laissé éteindre un grand nombre de vieillards sans les remplacer par d'autres malheureux qui, depuis des années, languissent dans la détresse et attendent avec anxiété d'être reçus dans cet asile. On a supprimé plus de deux cents places; en voici la preuve: D'après les budgets de l'administration, en 1826 il y avait 600 vieillards. Au 31 décembre 1831, on en comptait encore 525. En 1832, il n'y en avait plus que 434, et à la fin de 1833 ce nombre était encore diminué. Ainsi on a diminué le tiers des places des vieillards. Cela étonnerait si l'on ne savait pas qu'au lieu d'une sage économie, la lésinerie et l'avarice sordide sont à l'ordre du jour, *du grand aux petits*.

Les anciens réglemens avaient assigné plusieurs cuisines, afin de ne pas confondre les divers régimes: 1° celui des vieillards; 2° celui des enfans; 3° celui des femmes en couches et des nourrices;

8

4° celui de la communauté, qui en effet doivent être tous différens. Actuellement tout sort de la même chaudière. On achète des fromages de bas aloi et des vins fabriqués, ainsi que je le démontrai l'année dernière au président, par des échantillons que j'avais analysés, mais ce petit grand homme prétendit *que je faisais de l'opposition!* L'administrateur qui les avait achetés m'avoua lui-même qu'il avait été trompé. Ce sont là de tristes économies pernicieuses aux malades.

Par une spéculation bien mesquine, on a augmenté le prix des cadavres destinés aux études anatomiques des élèves de l'école qui paient un droit d'inscription qu'on a augmenté pareillement. Par contre on a supprimé le modique prix d'encouragement que l'administration accordait chaque année à l'élève interne qui s'était le plus distingué dans l'accomplissement de ses devoirs.

Une décision prise en 1592, obligea les administrateurs à faire tous les jours, chacun à leur tour, une visite dans les salles des malades, surtout au moment de la visite des médecins. Jusqu'en 1830, cette visite était faite régulièrement, l'administrateur, en habit noir et décoré d'une ceinture de même couleur, parcourait tous les rangs, accompagné de l'économe; il interrogeait les médecins, les sœurs et les malades même sur les besoins du service. Ces derniers recevaient avec reconnaissance cette marque d'intérêt de la part des supérieurs. Aujourd'hui ces MM. daignent à peine se montrer de temps à autre, non en habit décent, mais souvent en vieille redingotte. *J'en* excepte M. Billiet qui s'y présente décemment et avec assiduité. Veut-on une preuve de cette négligence à remplir un devoir aussi sacré? La voici dans un petit journal que j'ai tenu pendant les deux derniers mois de l'année révolue. La lettre *P* indique la présence; l'absence est en blanc.

JOURS de visite.	NOMS des visiteurs.	NOVEMBRE.				DÉCEMBRE.			
Dimanch	ARNAUD.	4 p.	11	18	25 p.	2	9	16 p.	23 30
Lundi	GONIN.	5 p.	12	19 p.	26	3	10	17 p.	24 31
Mardi	BROSSETTE.	6	13	20	27 p.	4	11	18	25
Mercredi	GOUNET.	7	14	21	28	5	12	19	26 p.
Jeudi	BOUCHET.	8	15	22	29	6	13	20	27 p.
Vendredi	BILLIET.	9 p.	16 p.	23 p.	30 p.	7 p.	14	21	28
Samedi	CHARVEZ.	10 p.	17 p.	24 p.	1	8	15	22	29

On voit que, dans l'espace de deux mois, ces messieurs n'ont fait que quinze visites au lieu de 60. Passons à d'autres griefs :

Lorsqu'un bienfaiteur lègue aux hospices un immeuble, c'est dans l'intention d'assurer aux pauvres une propriété inamovible, à l'abri de toute révolution et dont la valeur suive la progression de celle du numéraire, c'est un patrimoine solide et impérissable ; mais l'administration actuelle de nos hôpitaux ne l'entend pas ainsi, sans doute, car, au mépris des intentions des testateurs, elle vient de vendre un très-beau domaine, près de Lyon, pour en employer le prix en achat de l'emprunt de l'Hôtel-de-Ville.

On a cru cependant, jusqu'à ce jour, que la valeur des immeubles augmentait en raison de l'abondance du numéraire, au lieu que l'intérêt de celui-ci marche en sens inverse. En effet, quelle différence n'y a-t-il pas, entre la fortune d'un individu qui, en 1770, avait un immeuble affermé 1000 fr., et un autre qui avait cette même rente en fonds publics ou en argent prêté? Aujourd'hui, la propriété du premier a acquis au moins le triple de sa valeur et le double de son revenu, tandis que le capital du second est resté stationnaire. Ainsi, en 1765, nos hôpitaux possédaient 85 maisons en ville, 11 dehors et 24 domaines, estimés suivant l'inventaire dressé à cette époque, 2,529,500 fr. Or, ces propriétés ne valent-elles pas aujourd'hui plus du double?

Que sont devenues, au contraire, les sommes placées par nos hospices sur les fonds publics? Ces rentes aux capitaux de 240,000 fr., de 479,000 fr., engagées en 1715, 1726 et 1757; et ces 150,000 fr. de la fondation Mazard, elles ont été réduites des deux tiers. Les administrateurs ignorent-ils que l'état a fait deux fois banqueroute dans le siècle dernier, et qu'une troisième ne serait point étonnante?

Si un tel désastre arrivait encore, n'aurait-on pas droit d'appeler en responsabilité des administeurs assez imprudens pour avoir compromis la fortune des pauvres, et livré leur patrimoine à des éventualités ruineuses. Que ces Messieurs sachent, qu'en 1600, on obligea les recteurs de l'Hôtel-Dieu à racheter une maison place du Change qu'ils avaient vendue contre l'intention du bienfaiteur qui l'avait léguée à cet hospice. Si le ministre autorise de semblables opérations et ces conversions en rentes, c'est plus dans l'intérêt du crédit de l'état, que dans celui des pauvres.

Malheureusement ce n'est pas d'aujourd'hui qu'on détourne l'application des bienfaits et qu'on les dénature. Que sont devenues tant de fondations d'œuvres pieuses? et l'institution Camby, en 1701; et les souscriptions de 1640, pour établir des salles de convalescens. Ces salles avaient été construites au rez-de-chaussée, l'esprit mercantile les transforma en boutiques. Aussi pourrait-on appliquer à leurs auteurs ces mots de J.-C. chassant les vendeurs du temple : *Domus mea est domus orationis, vos autem fecistis speluncam*, etc.

Quatre cours spacieuses sont destinées aux malades pour prendre l'air ; la première, celle de St-Louis, convenait aux femmes fiévreuses des quatre rangs et de la salle Montazet, qui n'avaient qu'un étage à descendre pour s'y rendre. La deuxième, celle des cuisines était destinée aux hommes fiévreux et blessés qui s'y rendaient par le grand escalier et celui de Saint-Charles.

La troisième, celle de Ste-Elizabeth, devait être réservée pour les militaires fiévreux, et pour les hommes des salles Saint-Bruno et Saint-Jean, qui y descendaient par le grand escalier et celui de St-Jean.

Et la quatrième, de St-Martin, devait servir aux femmes blessées, à celles en couches et aux fiévreuses de Sainte-Anne, qui y descendaient par les deux escaliers du fond de la cour.

Ces quatre divisions empêchaient le mélange des deux sexes ; mais M. le président Terme, qui a l'esprit si juste et les idées si heureuses, *a changé tout cela*, comme dans le *Malade imaginaire*. Ainsi les hommes viennent dans la première cour et les femmes sont obligées de passer au milieu d'eux pour se rendre dans la troisième qui est fort éloignée de leur salle ; c'est une confusion indécente.

Ma tâche serait trop longue si j'avais à signaler ici toutes les erreurs et les bévues des chefs d'une administration bien novice encore. J'aurais à rappeler l'inepsie et le ridicule du dernier concours pour la place de chirurgien-major à laquelle l'administration ne veut admettre que des célibataires, auxquels elle permet ensuite de se marier. Vraie mesure de *juste-milieu*, et malgré les justes remontrances de cinquante-deux médecins de la ville. J'aurais à parler des gaucheries du président dans le dernier concours pour les places de médecin , malgré les plates louanges qu'il se fit donner dans les journaux, par une vile adulation. Mais , je me bornerai à indiquer les vices et les abus qu'on ne pense point à détruire , et les améliorations auxquelles on ne pense pas du tout.

Je m'attends bien aux récriminations de certains membres de cette administration si susceptible dans son amour-propre ; mais , j'ai de quoi y répondre.

Admission des malades.

Un élève interne , et le plus souvent un jeune étudiant externe, est préposé à la réception des malades à la porte. Il arrive qu'on trompe leur inexpérience , en leur faisant admettre des incurables , des fous , des individus attaqués de maladies contagieuses , telle que la gale. On envoit aux

fièvreux des cas de chirrurgie ; c'est ainsi que le
13 mai 1826, on fit entrer dans ma salle, deux
hommes qui avaient des hernies étranglées. J'ai eu
plusieurs fois des filles admises, étant aux douleurs d'enfantement.

Dans les hôpitaux bien réglés, ce sont des mé-
décins qu'on charge de cet important service ; par
ce moyen, on n'est pas dans le cas de recevoir des
incurables sans patrie, qui sont durant des années
entières à la charge des hôpitaux.

Entrée du public.

Dans tous les hôpitaux que j'ai visités en France,
en Allemagne, en Italie, le public ne peut entrer
qu'à des heures déterminées. Un arrêté de l'Administration de l'Hôtel-Dieu de Lyon, de 1620, ne permettait l'entrée du public que le matin de neuf à dix
heures, et le soir de quatre à cinq heures. Les malades jouissaient ainsi de quelque repos, et n'é-
taient point inquiétés par le brouhaha des causeries,
et par les allées et venues des visiteurs incom-
modes. Mais, ce sage réglement est tombé en dé-
suétude ; et l'on entre à l'hôpital du matin au soir.

Introduction des alimens.

L'entrée continuelle des étrangers à l'Hôtel-Dieu,
non-seulement trouble le repos des malades, mais,
elle occasione en outre des inconvéniens bien
plus graves ; c'est l'introduction furtive des alimens et des boissons. Les sœurs portières y apportent peu d'attention, pourvu qu'on leur paie le

droit de barrières. Personne mieux que les médecins ne connaît les funestes effets de ce commerce interlope, et de cette introduction frauduleuse qui détruit l'avantage du régime prescrit aux malades, prolonge leurs maladies et leur séjour à l'hôpital, et souvent les conduit au tombeau. Souvent aussi, elle peut favoriser le crime, car il est facile d'apporter des alimens ou des boissons contenant quelque poison qui tranche les jours d'une victime ; et les traces du crime vont s'anéantir dans les fosses du cimetière de la Magdeleine : on en a vu des exemples.

Régime des malades.

Il serait bien simple, le médecin entrant en exercice, à l'Hôtel-Dieu, qui croirait que le régime qu'il prescrit à ses malades, est suivi strictement ; pas du tout : il est des sœurs cheftaines, qui font rédiger sous leur dictée particulière, par les élèves de service, les listes des alimens ; elles distribuent ensuite les portions selon leur bon plaisir. Il se trouve même, parfois, porté clandestinement, sur la liste, quelque poulet qui n'a point été prescrit. Que MM. les administrateurs daignent jeter un coup d'œil sur ces listes, et ils n'accuseront pas inconsidérément, comme ils l'ont fait, un de mes collègues, d'avoir prescrit, en un an, dans sa salle, pour deux mille fr. de poulets, et trois à quatre quintaux de confitures.

Distribution des remèdes.

Il arrive souvent que les sœurs pharmaciennes

n'écrivent pas, ou n'exécutent qu'imparfaitement les prescriptions des médecins dont elles suivent la visite. D'abord, on a la certitude que quelques-unes s'en sont fait un cas de conscience au tribunal de la pénitence, et j'en ai fait, moi-même, l'épreuve en diverses occasions. En voici une entre autres :

J'avais prescrit à un syphilitique de la salle St-Jean, des frictions sur la langue et les gencives avec le muriate d'or, incorporé dans un peu de conserve de roses. Au bout de quelques jours, je demandai au malade qui se frictionnait lui-même, s'il éprouvait quelque effet de ce remède ; sur sa réponse négative, j'examinai le doigt index, dont il se servait pour cette opération, et je n'y vis aucune trace de ce muriate, qui colore vivement la peau en pourpre foncé. Je me plaignis à la sœur pharmacienne (sœur Pupier, morte naguère herboriste à la Grenette), de ce qu'elle n'avait point exécuté ma prescription. Elle se récria beaucoup en protestant de son exactitude. Alors, je lui ordonnai de m'apporter, le lendemain, de ce muriate séparément, avec un peu de conserve de roses. Je lui en fis ensuite mélanger une partie, avec le doigt, dans le creux de la main, qui, aussitôt fut coloré en brun. Voilà, lui dis-je, votre mensonge écrit pour quinze jours sur votre main. En effet, cette couleur ne disparaît que par degré avec l'épiderme.

Administration clandestine des remèdes.

Ce n'est pas tout que cette non-exécution des prescriptions des médecins. Ce qu'il y a de pis, c'est l'administration clandestine de divers remèdes par certaines sœurs, ou des femmes étrangères; tels que des émétiques, des purgatifs, des potions, etc. En voici des preuves :

Catherine Deucker, femme Euler, âgée de quarante-trois ans, malade depuis plus de deux mois, par cause de son époque critique, entra dans ma salle, le 9 décembre 1851, et fut couchée au lit numéro 178. Elle avait un dévoiement que le lichen fit cesser. Elle se remettait peu à peu. Mais, le cinq janvier, se plaignant de manque d'appétit; on lui administra une dose du sirop de Leroi, qui lui occasiona une superpurgation affreuse suivie de faiblesse et de lipotymies; elle se fit transporter chez elle, où elle ne tarda pas à succomber, en avouant au médecin, que le remède de la sœur l'avait tuée.

Le 15 janvier 1833, je trouvai derrière le chevet du lit d'Elisabeth Gadagne, couchée dans ma salle, au n° 47, affectée d'un catarrhe pulmonaire, une topette contenant six onces de sirop de morphine, délivrée par la pharmacie de vente de l'Hôtel-Dieu, *sans ordonnance de médecin*. Si la malade eût pris la moitié de cette dose, elle eût été infailliblement empoisonnée, d'autant plus que je lui avais déjà prescrit une once de ce même sirop pour potion calmante.

Pharmacie de vente.

Autrefois, il y avait dans cette pharmacie, un frère qui tenait un registre de vente des remèdes, et qui était chargé de cette comptabilité. Aujourd'hui, les sœurs vendent et rendent compte comme il leur plaît. Le 29 mai 1833, je prescrivis, en ville, à la femme Reboton, une goute d'huile de croton tiglium, incorporée dans quatre grains de conserve de roses qu'on lui fit payer le prix exorbitant de 1 franc. Je désirerais savoir combien l'hôpital en a retiré. J'ai par devers moi bien d'autres faits de ce genre.

La loi sur l'exercice de la pharmacie enjoint aux pharmaciens d'inscrire sur des registres particuliers, non-seulement les médicamens suspects, mais même les prescriptions des médecins. Cela ne se pratique point dans la pharmacie de l'Hôtel-Dieu.

Enfin l'administration va soutenir un procès comme en 1767, contre les pharmaciens de Lyon, en raison de l'établissement illégal de sa pharmacie; elle le perdra, si justice est rendue, d'après la loi, tandis que, avec un seul mot, elle mettrait fin à cette lutte scandaleuse.

Bureaux.

Depuis quinze ans, on a monté les bureaux de nos hospices avec luxe et somptuosité, le personnel est nombreux et grassement payé; les journaux n'y manquent pas, et j'y en ai vu, dans un temps, trois à la fois. Cependant, jadis l'économe, avec quelques frères, faisaient ce service d'une manière très-économique. Aujourd'hui même, les registres du mouvement, qui sont les plus importans, sont tenus, d'une manière vraiment admirable, par des frères très-peu salariés.

Buanderie et lavoir.

La précédente administration a établi un lessivage
à la vapeur qui est fort bien : elle voulait compléter
cette utile mesure en faisant construire, dans la
même cour, un lavoir couvert, de quarante pieds
de long sur vingt de large, alimenté à l'eau
chaude par la machine à vapeur des bains, qui sont
tout près, et par celle des cuves de la buanderie,
comme il en existe deux dans le quartier d'Ainay;
et elle eut supprimé la *platte* incommode, placée
sur le Rhône; mais nos administrateurs nouveaux,
non-seulement n'ont point exécuté cet utile pro-
jet, mais ils ont de plus, tellement fait transporter la boue des égouts de l'Hôtel-Dieu le long du
quai de l'Hôpital, qu'ils ont obstrué le cours du
fleuve, mis leur platte à sec, et infecté tous les en-
virons, par les immondices qui y croupissent : on
peut en voir la preuve.

Hospice de la Charité.

J'ai déjà signalé quelques fautes assez graves,
commises dans cet hospice. Autrefois, les vieillards
ne sortaient qu'un jour par semaine; on leur permet actuellement de sortir deux fois, c'est doubler
pour eux l'occasion de crapule et de débauches. Il
en est qui rentrent dans un état honteux d'ivresse,
et ils fatiguent leurs parens et leurs connaissances
par leurs visites trop fréquentes.

On renvoit, par une économie bien mal com-
prise, les filles puerpères dès le deuxième ou troisième jour de leurs couches; j'en ai reçu dans ma

salle un assez grand nombre , que leur renvoi trop
prompt avait indisposées gravement : elles arrivent
à l'Hôtel-Dieu avec des métrites ou des péritonites
auxquelles elles succombent misérablement , ou
bien elles font vingt à trente journées d'hôpital.
Ne serait-il pas plus économique et surtout plus
humain, de les garder au moins huit à neuf jours,
temps du puerpérium ?

Le nombre des enfans exposés, allant toujours
en augmentant, causera , dans peu de temps,
la ruine de l'hospice , et l'administration ne
prend aucun moyen d'y remédier ; cependant la
chose serait facile.

Il faut absolument restreindre au seul département du Rhône la réception des filles enceintes
et des enfans exposés, causes principales des dépenses énormes de l'hospice et du déficit qui s'accroit
chaque jour. Il faut obtenir du gouvernement l'au-
torisation pour en revenir aux anciennes institutions de cet hospice et surtout au règlement de
1626 qui ne permettait d'admettre que les filles enceintes et les orphelins de la généralité du Lyonnais, d'autant plus que la Charité de Lyon a été
fondée aux frais et par les dons des citoyens de
cette ville et non aux dépens de la France ni du
gouvernement.

Il ne s'agirait que de faire publier ces mesures
nouvelles dans les départemens circonvoisins , de
fermer le tour et de prévenir qu'on recevrait, *sans
exception et à bureau ouvert*, les orphelins du département du Rhône , sur une attestation des
maires ou des curés communaux.

Tous les départemens voisins ont des hospices de Charité et des centimes additionnels sur leurs rôles pour les entretenir. Pourquoi charger le nôtre de leur superfétation ?

Il est prouvé par les états de l'hospice, que la Comté, le Bugey, le Dauphiné, le Forez, et qui pis est, la Suisse et la Savoie, fournissent à notre Charité plus du tiers des filles enceintes et des enfans exposés qu'on y reçoit.

Si l'on ne prend pas ces mesures promptes et énergiques, avant dix ans l'hospice sera ruiné et détruit. Cette réforme ne serait pas criante comme celle de la suppression des places pour les vieillards.

Quelques vues d'améliorations.

Je n'ai pas à craindre, par mon indépendance actuelle d'être taxé de *faire de l'opposition* à la manière *du président Terme*, en proposant quelques améliorations dans le régime de nos hôpitaux. Je vais indiquer celles que je crois utiles, bien que je sache d'avance que l'administration, par amour-propre ou orgueil n'en exécutera aucune, mais du moins, le public saura qu'on les a proposées.

Les élèves internes n'ont qu'un sale et obscur corps-de-garde pour se chauffer et étudier. Ils ont besoin d'une salle d'étude, et il serait facile de leur trouver un local clair, propre et chauffé en hiver ; on y mettrait une longue table couverte d'un tapis, on défendrait d'y faire du bruit, d'y fumer, comme dans les cabinets de lecture. Cette salle aurait une bibliothèque peu nombreuse, mais composée d'ouvrages de médecine que les élèves ne peuvent se procurer, tels que la collection des médecins de l'antiquité *Artis medicæ principes*, le *Dictionnaire de médecine*, la *Bibliographie de Plouquet*, les *OEuvres des grands maîtres*, tels que Morgagni, Sydenham, Ambroise Paré, Sabatier, Bichat, etc.

Cette même salle aurait un musée de préparations anatomiques et pathologiques, exécutées avec soin par les élèves qui y seraient obligés par un article de règlement. On aurait, en peu de temps, un recueil magnifique en ce genre : l'hôpital de Lyon est le seul qui n'en ait pas.

Cette salle, la bibliothèque et le musée, seraient sous la surveillance du doyen des élèves internes.

Il faudrait rétablir le prix destiné à ces élèves; il est utile de les encourager et de les environner de considération, surtout par rapport à la communauté dont ils font partie.

L'amphithéâtre de dissections, est un vrai charnier infect, et très-sale; il faut y transporter les cadavres dans les combles, par un escalier qui sert de passage aux malades de la salle de Ste-Anne, pour lesquelles c'est un hideux spectacle. Il serait facile d'en construire un dans la cour où sont les écuries que l'on transporterait à la Charité. On ferait une rotonde en octogone, éclairée par une lanterne ventilateur; on la paverait en larges dalles de pierres, avec un trou grillé, au milieu, par où s'écouleraient les immondices, dans un des canaux qui communiquent au Rhône; on y placerait une pompe, avec une conche et des tables de dissection en pierre ; on y communiquerait directement avec le dépôt des cadavres, qui est à côté, loin des regards des malades et du public.

Il faudrait rétablir un noviciat de sœurs, non pour en faire des chanteuses et des musiciennes, comme ci-devant ; on leur enseignerait la lecture, l'écriture et le calcul, et on les mettrait tour à tour à tous les emplois auxquels on les destine. Il faudrait les prendre parmi les orphelines de la Charité, déjà habituées à la soumission et au régime de la maison. Ces filles n'ayant ni parens, ni connaissances en ville, n'en seraient que plus entièrement à leurs devoirs, comme cela se pratique à Milan, à Rome et autres villes.

Il serait bien de faire quitter aux sœurs, cette coiffure aussi ridicule qu'incommode pour le service, et d'un entretien coûteux. On pourrait la remplacer par la coiffe simple et même élégante des dames du Sacré-Cœur.

Il serait bien de défendre aux aumôniers et aux sœurs des salles, d'exiger des malades de se confesser, et de recevoir les sacremens, et encore moins de demander des certificats qui attestent qu'ils ont rempli ces devoirs chez eux ; comme cela est arrivé depuis peu. L'Hôtel-Dieu est ouvert pour les malades de tous les cultes, et ne doit pas être une inquisition.

J'avais proposé d'établir à l'Hôtel-Dieu, deux salles de quinze lits, au dessus de celle de Ste-

Anne, pour y admettre les enfans malades des deux sexes, de l'âge de deux à sept ans, ce qui ferait un complément à la belle institution des salles d'asile. Ces trente lits, en supposant quinze journées d'hôpital pour chaque petit malade (ce qui est beaucoup, vu que le enfans ont peu de maladies chroniques), pourraient recevoir huit cents malades par an. Quatre sœurs, dont deux veilleuses suffiraient pour ce service, ainsi que les deux médecins des secondes et quatrièmes femmes fièvreuses, qui sont les moins chargés en malades.

J'avais proposé de créer à la Charité, douze chambres payantes, pour y recevoir des femmes et des filles enceintes, moyennant deux francs par jour, avec les réglemens qui s'observent dans plusieurs hospices d'Allemagne et d'Italie, relativement au secret à garder, et aux précautions à prendre à cet égard. On y viendrait de préférence aux accoucheuses de la ville ; et la Charité se ferait facilement un revenu de 4 à 6,000 francs par an.

J'avais proposé de mettre en usage à la Charité, un mode d'allaitement naturel, pour les enfans syphilitiques, pratiqué sans dépense, et avec le plus grand succès, depuis six ans, dans un hospice d'Italie.

Je voulais proposer, encore, d'établir à la Charité, quelques ateliers particuliers pour occuper les filles et les garçons, dont le travail contribuerait au moins à leur entretien. Ainsi qu'on le pratique à Gênes et à Turin.

Enfin, je proposais d'établir dans cet hospice, une école pratique d'accouchemens, où seraient admis seulement six médecins reçus docteurs, dont le cours durerait six mois, car les médecins arrivent des écoles sans aucune connaissance pratique de cette science, qui ne peut s'acquérir que par ce moyen. Strasbourg seul, possède une école de ce genre pour les étudians.

Savez-vous comment l'administration a répondu à mes propositions ? En nommant à la place vacante de médecin, à la Charité, qui revenait d'ordinaire au doyen de ceux de l'Hôtel-Dieu, un autre médecin ; ça été un effet de l'obscure et basse intrigue du président et de l'administrateur de l'intérieur de la Charité, pour y placer leur créature dont ils n'ont à redouter ni l'opposition, ni les regards scrutateurs. Ces viles menées m'ont été dévoilées par des indiscrétions administratives, officieuses et amicales.

Je ne saurais teminer mon compte-rendu, sans exprimer le regret que j'éprouve de n'avoir pu y faire mention des travaux de mes collègues, comme cela se pratiquait avant les glorieuses journées. Ce changement est encore le fruit des élucubrations et des sueurs froides du digne président actuel de l'administration. C'est sans doute, pour économiser les frais d'impression d'un rendement de compte.

Je dois aussi faire connaître au public que jamais l'Hôtel-Dieu n'eut des médecins plus instruits et plus laborieux que depuis quinze ans ; en ça, ils ont obtenu plus de vingt prix, ou médailles d'or , dans les principales académies savantes de l'Europe , dont ils sont membres , et plusieurs d'entre eux ont publié des ouvrages estimables.

Aux administrateurs.

N'oubliez pas , messieurs, qu'appelés à l'importante administration de nos deux grands hôpitaux, vous devez y consacrer une partie de votre temps , comme le prescrivent les réglemens de 1580.

Rappelez-vous que vous n'êtes point les dispensateurs de l'héritage des pauvres , que vous ne devez pas dénaturer , parce que vous éloignez par là les dons et legs des bienfaiteurs qui ne trouvent plus en vous cette conscience nécessaire pour garantir l'exécution stricte de leurs dernières volontés , qui seules enrichissent nos hôpitaux.

Rappelez-vous qu'il est dangereux de bouleverser de sages institutions consacrées par 1300 ans d'expérience.

Rappelez-vous que les ministres des autels , qui se dévouent aux fonctions pénibles de leur ministère pour le service des pauvres , le font par le seul esprit de charité ; qu'ils assistent les malades, qu'ils leur donnent les secours de la religion , qu'ils maintiennent surtout dans la communauté l'esprit d'ordre , d'obéissance, et les bonnes mœurs, qu'ils soutiennent son zèle et son courage, dans l'accomplissement de ses devoirs. Enfin , qu'ils acquittent les fondations d'œuvres pieuses imposées par les bienfaiteurs comme conditions de leurs legs, sans lesquelles ils n'auraient pas eu lieu.

Rappelez-vous surtout, de ne plus admettre
dans votre sein des hommes intrigans, avides d'hon-
neurs et d'argent, à courtes vues, d'un esprit ab-
ject, mesquin et sordide. Repoussez ces figures
d'antichambre qui fatiguent les ministères de leurs
sollicitations importunes ; vous saurez diriger votre
choix sur des citoyens religieux, d'un esprit élevé,
généreux, éclairé et sage, qui connaîtront toute
l'importance des fonctions auxquelles vous les ap-
pellerez.

Lisez et méditez les excellens réglemens de nos
hospices de 1580, 1583, 1639, 1714, 1782 et 1816 ;
ils vous apprendront quels sont les devoirs que
vous avez à remplir envers les pauvres et envers
ceux qui les assistent.

Lisez dans vos chroniques et retenez bien ces paroles qu'un de vos respectables prédécesseurs
prononça en quittant ses fonctions en 1634.

« Les roses ne se cueillent qu'au milieu des
» épines ; les perles au fond de la mer, les diamans
» au cœur des rochers et l'or dans les entrailles
» de la terre ; de même on ne recueille le conten-
» tement du vrai bonheur, qu'avec la peine et
» le labeur qu'on exerce envers les malheureux. »

C'est en imitant cet exemple que vous serez di-
gnes de la reconnaissance des infortunés et de la
considération de vos concitoyens ; alors aussi,
je vous adresserai ces paroles qu'un magistrat il-
lustre prononça devant l'assemblée des administrateurs d'un grand hospice :

« C'est, leur dit-il, la patrie elle-même que
vous servez sous de nouveaux rapports ; mais qui

ne sont pas moins chers à votre sollicitude ; ces jours ne sont pas perdus pour votre pays , quand vous les consacrez à l'humanité ; en vous chargeant de ces soins généreux , vous avez contracté les engagemens les plus solennels et les plus sacrés ; la patrie vous établit les dispensateurs de cette bienfaisance civile tant célébrée dans ce siècle , et qu'on peut regarder comme la charité des états et la vertu des empires.

» Vos fonctions paraissent n'avoir qu'un objet particulier , mais vous les dirigez vers la plus grande utilité publique.

» Hommes et citoyens , vous êtes à la fois humains et patriotes. »

Scripsi fide medicâ probâque pietate ;
Si quid novisti rectius istis ,
Candidus imperti : si non , his utere mecum.

KLEIN , Int. clin.

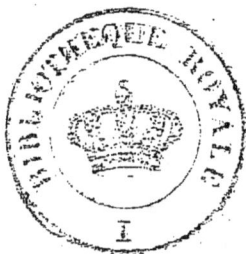

LYON. IMPRIMERIE DE D-L. AYNÉ ,
Rue de l'Archevêché, n. 3.

www.ingramcontent.com/pod-product-compliance
Lightning Source LLC
Chambersburg PA
CBHW062016200326
41519CB00017B/4803